Hilfsbuch

für raum- und außenklimatische

Messungen

Hilfsbuch
für
raum- und außenklimatische Messungen

für hygienische, gesundheitstechnische und
arbeitsmedizinische Zwecke

Mit Berücksichtigung des Katathermometers

Von

Franz Bradtke und Walther Liese

Zweite, verbesserte Auflage

Mit 37 Abbildungen

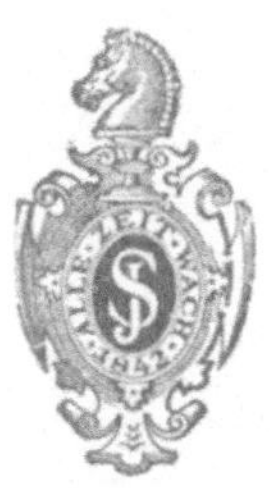

Springer-Verlag Berlin Heidelberg GmbH

1952

ISBN 978-3-662-37345-3   ISBN 978-3-662-38086-4 (eBook)
DOI 10.1007/978-3-662-38086-4

Vorwort zur zweiten Auflage.

Die Zielsetzung des Buches hat sich gegenüber der ersten Auflage nicht verändert. Raumklimatische Messungen sind auf vielen Sachgebieten der Hygiene und Gesundheitstechnik notwendig; sie gehen den Ingenieur, insbesondere den Heizungs- und Lüftungsingenieur, und den Klimatechniker genau so an wie den Hygieniker, den technischen und ärztlichen Gewerbeaufsichtsbeamten und andere am Klima des umbauten Raumes interessierte Fachkreise. Die Messungen an sich bieten kaum Schwierigkeiten; problematischer ist ihre einsichtsvolle physiologische Deutung. Wir haben uns daher unter Benutzung der erreichbaren deutschen und ausländischen, einschlägigen Literatur bemüht, einen kurzgefaßten Einblick in die wärmephysiologischen Voraussetzungen zu geben, um von dieser Basis für bestimmte Fälle die praktische Aufgabenstellung durch Beschreibung der bewährten Untersuchungsmethodik und einer kurzen Erläuterung der hygienischen Ansprüche klären und lösen zu helfen. Wenn die Theorie des Katathermometers und seine Anwendung wieder ausführlicher behandelt worden ist, so, weil uns keine andere Darstellung in der deutschen Fachliteratur bekannt ist und das Instrument selbst für viele Zwecke den Vorzug der einfachen Handhabung landläufiger Thermometermessungen besitzt.

Mit Dank für verschiedene wertvolle Verbesserungshinweise aus der Praxis bei der ersten Auflage erbitten wir sie auch für die neue Auflage.

Berlin, im November 1951.

Dr. phil. habil. **Franz Bradtke**
Technische Universität,
Berlin-Charlottenburg

Prof. Dr. **Walther Liese**
Robert-Koch-Institut für Hygiene und
Infektionskrankheiten, Berlin-Dahlem

Inhaltsverzeichnis.

I. Biophysik des menschlichen Wärmehaushaltes.

1. Wärmebildung, Wärmehaushaltsplan, Wärmetransport.

Der gesunde Mensch von 60 kg besitzt bei einem Volumen von etwa 60 l eine Oberfläche von rund 1,7 m². Zur Erhaltung seines Lebens benötigt er eine bestimmte Mindestwärmebildung. Sie beträgt im Zustand völliger Ruhe, nüchtern und unter behaglich empfundenen Umgebungsbedingungen — als sogenannter Grundumsatz — 1700 kcal/Tag (71 kcal/h, ∼1,2 kcal/min, ∼1,2 kcal/kgh). Wird die Wärmeproduktion verschieden großer Lebewesen auf gleiche Oberflächen bezogen, so werden ziemlich konstante Werte erhalten[1]. Die gewöhnlichen Anstrengungen des täglichen Lebens steigern die Wärmebildung auf rund 2400 kcal/Tag. Bei körperlicher Arbeitsleistung kommen je nach der Schwere der Arbeit 75—300 kcal/Arbeitsstunde hinzu.

Alle Energieleistungen des Menschen sind mit Wärmebildung verknüpft; seine Temperatur liegt daher im allgemeinen höher als die seiner Umgebung, so daß normalerweise das Wärmegefälle vom Körper her verläuft.

Die bei der Muskelarbeit gebildete Wärme ist *Abfallwärme* und nicht Zwischenform wie bei der Wärmekraftmaschine. Für die Leistung einer bestimmten Arbeit wird das 3 bis 4fache an chemischer Energie verbraucht, so daß die bei körperlicher Arbeit entstehende Abfallwärme stets größer als die Energieleistung ist. Der thermische Wirkungsgrad der Muskelmaschine beträgt je nach Art der Arbeit 25—34 % (Dampfmaschine bis zu 15 %, Benzinmotor 25 %, Dieselmotor 37—41 %).

Auf der Einnahmeseite des *Wärmehaushaltsplanes* des Menschen steht die Energiebildung aus der Oxydation der Nahrungsmittel (Kohlehydrate 4,2 kcal/g, Fett 9,4 kcal/g, Eiweiß 4,3 kcal/g), die Aufnahme von Strahlungswärme und von Wärme durch warme Speisen. Die Ausgabeseite umfaßt die Wärmeabgabe durch Strahlung, Strömung und Leitung

---

[1] Gleichwarme kleinere Tiere benötigen mehr Nahrung je kg Körpergewicht als größere, weil die wärmeabgebende Oberfläche nur in der zweiten, das wärmeproduzierende Körpervolumen aber in der dritten Potenz abnimmt. Aus stoffwechselphysiologischen Gründen sind kleinere Säugetiere als 2,5 g nicht existenzfähig (PEARSON).

durch die Wasserverdunstung von der Haut und mit der Atmung, durch trockene Wärmeabgabe bei der Atmung und schließlich die im Körper gespeicherte Wärme. Gegenüber Muskelarbeit bewirkt *geistige* Arbeit nur eine ganz unwesentliche Steigerung der Verbrennungswärme. Daß sich aber infolge der Gehirntätigkeit auf eng beschriebenen Feldern auch bei dieser Arbeit lebhafteste chemische Prozesse abspielen, beweist z. B. die regelmäßige, wenn auch im einzelnen Fall verschieden starke Zunahme des Phosphorsäuregehaltes im Blut (KESTNER-KNIPPING[1]). Geistige Arbeit ist nicht weniger anstrengend als körperliche Arbeit. Bei Schulkindern konnten geistig ungünstige Rückwirkungen schlechter Luft schon festgestellt werden, wenn von körperlichen Störungen noch nichts zu bemerken war (SCHWARZ[2]).

Für die lebensnotwendigen Oxydationsprozesse braucht der Mensch Sauerstoff, den er über die Atmung der Luft entnimmt. Die Lungenoberfläche beträgt beim erwachsenen Menschen rund 150 m². Der Luftbedarf des erwachsenen Menschen in Ruhe beträgt stündlich annähernd 0,5 : m³ (je Minute 6—8 l Luft bei 16 Atemzügen). Je nach Schwere der Arbeit werden die Atemzüge zahlreicher und tiefer, so daß 50—60 l, im Extrem bis zu 150 l/min Luft veratmet werden.

Die Einatmungsluft enthält rund 21 % Sauerstoff (O_2), 79 % Stickstoff (N_2) und 0,03 % Kohlensäure (CO_2). Demgegenüber enthält die Ausatmungsluft nur 16—17 % O_2, 79 % N_2 und 4 % CO_2. Der Körper behält rund 5 % Sauerstoff, bei schwerer Arbeit bis zu 6 % zurück, während die Kohlensäureausgabe bis auf etwa 4,7 % steigen kann[3]. Aus den veratmeten 0,5 m³ Luft bleiben rund 0,025 m³ O_2 im Körper gegenüber einer Ausgabe von etwa 0,02 m³ CO_2. Im geschlossenen Raum treten gesundheitliche Gefahren durch Kohlensäureanhäufung stets früher auf als Gefahren durch Sauerstoffabsenkung. Erst ein Zurückgehen des Luftsauerstoffgehaltes auf etwa 13 %, wie er in gewöhnlichen Räumen niemals eintreten kann, läßt Einflüsse auf die Atmung erkennen. Kohlensäuregehalte verstärken ab 3 % (54 mg/l) die Atmung, machen sich ab 4 % (72 mg/l) durch stärkere Beschwerden, Kopfschmerzen usw. bemerkbar und können ab 8—10 % (114 mg/l) Bewußtlosigkeit bewirken.

Die in den inneren Organen und in den Muskeln erzeugte Wärme wird dem Blut mitgeteilt und auf diesem Wege bis in die Haut befördert. Die *Wärmeleitzahl* des Muskels ist zu $10{,}0 \cdot 10^{-4}$ cal/cm s °C

---

[1] KESTNER-KNIPPING: Klin. Wschr. 1, 1353 (1922).

[2] SCHWARZ: Z. Hyg. **95**, 446 (1922).

[3] *Respiratorischer Quotient* heißt das Verhältnis der vom Körper abgegebenen Menge CO_2 zur Menge des aufgenommenen O_2. Bestünde die Ernährung nur aus Kohlehydraten, so hätte er den Wert 1. Da die Fettbestandteile der Nahrung zur Wasserbildung ebenfalls O_2 benötigen, der nicht in der Ausatmungskohlensäure steckt, sinkt der Wert unter 1. Seine Bestimmung ist ein für bestimmte Fälle brauchbares diagnostisches Hilfsmittel.

($= 0{,}36\,\mathrm{kcal/cm\,h\,°C}$), für Fett zu $3{,}5 \cdot 10^{-4}$ und für die Haut zu $8{,}0 \cdot 10^{-4}\,\mathrm{cal/cm\ s\ °C}$ bestimmt worden. Die Wärmeleitzahl des gewachsenen Bodens beträgt vergleichsweise rund $2{,}0\,\mathrm{kcal/m\,h\,°C}$. Die Wärmedurchgangszahl ist ein Maß für die Veränderungen der Hautdurchblutung im Dienst der physikalischen Temperaturregulation und wird, abgesehen von den äußeren klimatischen Bedingungen, von der Nahrungsaufnahme und der Tageszeit maßgeblich beeinflußt. Sie ist offenbar einem ausgesprochenen 24-Stundenrhythmus unterworfen mit Tiefpunkt am Spätnachmittag und Höhepunkt zwischen 19 und 23 Uhr. Der Wärmeanstieg zu Beginn der Nacht ist nicht schlafbedingt. Für den Schlaf wird eine Abnahme der Hautdurchblutung sowohl der unteren wie der oberen Extremitäten beschrieben (ASCHOFF u.a.[1]). Damit geht u.a. die Drosselung beim Gasstoffwechsel parallel; die Kohlensäurebildung bei Schlaf und Wachsein verhält sich wie 100:145.

Die *Größe der Wärmebildung* (und damit auch der Wärmeabgabe) ist geklärt. Die in Zahlentafel 1 mitgeteilten Zahlen beziehen sich auf den gesunden, erwachsenen Mann von 60 kg, von denen die neuen Werte die richtigeren sind, weil sie unter besonders exakten Versuchsbedingungen erhalten wurden (BENEDICT[2]).

Zahlentafel 1.

Zustand	Wärmeabgabe in kcal/h	
	Neue Werte	Alte Werte
Im Bett liegend	60	—
Sitzend	63	94
Stehend	66	109
Lebhaft gehend	180	436
Höchste körperliche Anstrengung. .	660	644

2. Körper- und Hauttemperatur, Wärmeregulation.

Der normale Funktionsablauf des menschlichen Körpers ist an seine relativ eng begrenzte *Innentemperatur* (Kerntemperatur) gebunden. Sie beträgt beim erwachsenen Menschen in Mastdarm $36{,}7$—$37{,}2\,°\mathrm{C}$ (in der Achselhöhle bis $0{,}6\,°\mathrm{C}$ tiefer). Einem bestimmten (z.B. auch von Fieber beeinflußten) Stoffwechsel entspricht eine bestimmte Kerntemperatur und eine entsprechende mittlere Hauttemperatur. Diese ist als im Rahmen des gesamten Wärmehaushaltes gebundene Größe aufzufassen, was auch ihre durch Lebensalter, Geschlecht, psychische Einwirkungen, ferner durch Nahrungsaufnahme und schließlich durch Kleidung, Arbeit usw. gegebenen Unterschiede erklärt (IPSEN[3]).

---

[1] ASCHHOFF: Pflügers Arch. **249**, 125 (1947).
[2] BENEDICT: Heat. & Vent. **31**, 19 (1934).
[3] IPSEN: Hauttemperaturen. Leipzig: G. Thieme 1936.

Das im Zwischenhirn gelegene *Wärmeregulationszentrum* sorgt über die chemischen und physikalischen Wärmeregulationseinrichtungen für die Konstanz der Körpertemperatur, und zwar unabhängig von der im Körper z.B. bei Muskelarbeit entstehenden Wärme. Dabei kommt auch die Mitwirkung von Drüsen der inneren Sekretion (Schilddrüse, Nebenniere) in Betracht.

Der Erregungszustand des Wärmezentrums bleibt bei normaler Bluttemperatur unverändert. Die Summe aus Wärmebildung des Körpers und Wärmezufuhr von außen ist dann gleich der Summe aus Wärmeabgabe und innerlich verbrauchter Wärme („Wärmegleichgewichtssatz"), was zur Folge hat, daß Körper- und Haupttemperatur unverändert bleiben. Bei normaler Kleidung findet das in einem homogenen Wärmemilieu von 18—19°, in unbekleidetem Zustand um 28 °C optimale thermische Voraussetzungen. Bei sinkender Bluttemperatur wird der Erregungszustand stärker und demzufolge der Stoffwechsel lebhafter; Drosselung der Wärmeabgabe setzt ein. Wird der Erregungszustand mit steigender Bluttemperatur geringer, so zielt das auf eine Einschränkung des Stoffwechsels und auf die Betätigung derjenigen Funktionen ab, die eine verbesserte Wärmeentlastung zustande bringen. Änderungen in der Wärmebildung (chemische Regelung) sind nur innerhalb der Anpassungsgrenzen möglich, die durch zweckmäßige Kleidungs-, Wohngepflogenheiten u.ä. künstlich erweitert werden können.[1] Eine Überschreitung bewirkt verändertes Verhalten, so daß dann der Stoffwechsel bei tieferer Temperatur sinkt und bei höherer Temperatur steigt. Körpertemperaturen über 42° und unter 30° bedeuten Lebensgefahr.

Für eine beginnende Auskühlung des Körpers hat sich die Temperatur der Fingerhaut als wichtiges Anzeichen herausgestellt. Unterhalb

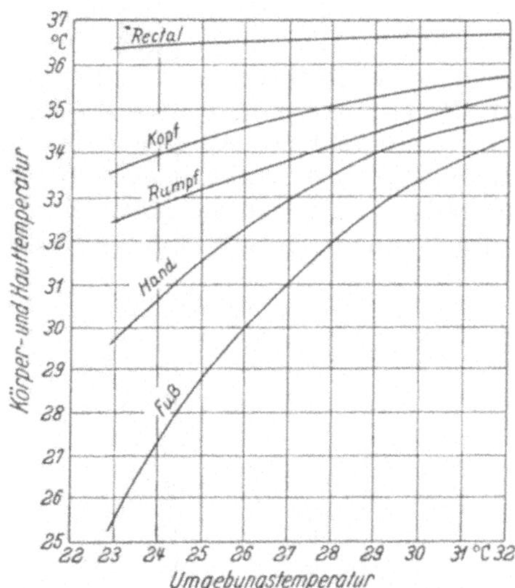

Abb.1. Körper- und Hauttemperatur bei verschiedener Umgebungstemperatur.

---

[1] NEWBURGH, L. H.: Physiologie of heast regulation and the science of clothing. Philadelphia and London. 1949.

von Fingertemperaturen von etwa 8,5—6,4° — diese Breite ist durch persönliche Unterschiede und solche der Kältegwöhnung bedingt — pflegen Schmerzen und Zittern aufzutreten, womit eine allmählich vorschreitende Auskühlung des Organismus angekündigt wird (BÜRGERS, KORIANSKI[1]). Ebenso gibt die an der Fußsohle gemessene Hauttemperatur einen guten Einblick in Kältewirkungen und die Abwehrregelung des Körpers.

Steigende Körpertemperatur führt zu den Erscheinungen echter *Wärmestauung*, die sogar unmittelbar lebensbedrohlich werden kann. Erhöhung der Körpertemperatur, die wesentlich über 40° hinausgeht, muß als sicheres Anzeichen dafür gelten, daß die Regulationseinrichtungen zur Bewahrung des Wärmegleichgewichts anfangen, ihren Dienst zu versagen. Diesem schweren Zustand geht eine mehr oder weniger breite Zone thermischen Unbehagens voraus, die dem Stadium der leichten Wärmestauung (FLÜGGE[2]) entspricht und deren bekannte Symptome Unlustgefühl, lästig empfundenes Schwitzen, Kopfdruck, Müdigkeit usw. sind. In der Regel ist hierbei schon ein deutliches Ansteigen der Hauttemperatur, besonders der Handrückentemperatur festzustellen (LIESE[3]).

Die beginnende Schwere einer derartigen klimatischen Belastung für den Körper verrät sich auch beim Vorgang der Wasserdampfausscheidung durch die Lunge. Sie nimmt beim Auftreten von Kältegefühl deutlich zu und beim Einsetzen von Wärmegefühl ebenso deutlich ab (GALEOTTI[4]).

Wirksame *Regulationsmöglichkeiten* besitzt der Körper mit der *physikalische Wärmeregelung* auf folgenden Wegen:

1. Regelung der Wärmezufuhr zur wärmeabgebenden Hautfläche durch Steigerung oder Verminderung der Hautdurchblutung.

2. Verstärkung der Wasserverdunstung über die (etwa 2½ Mill. betragenden) Schweißdrüsen der Haut (von der unmerklichen Wasserabgabe — kann mit Hilfe der von EBBECKE[5] beschriebenen Versuchsanordnung sichtbar verfolgt werden — bis zur profusen Schweißüberschwemmung der Haut). Mit der Verdunstung von 1 l Wasser vernichtet der Körper rund 590 kcal.

3. Steigerung (bis zum Zehnfachen des Normalen) oder Verminderung von Zahl und Tiefe der Atemzüge.

Die Hauttemperatur gibt infolge ihres größeren Spielraumes differenzierte wärmephysiologische Einblicke (PFLEIDERER, BÜTTNER,

---

[1] KORIANSKI: Z. Hyg. **107**, 1 (1927) u. Arch. Gewerbepath. **7**, 319 (1936).
[2] FLÜGGE: Z. Hyg. **49**, 363 (1905).
[3] LIESE; Gesundh.-Ing. **67**, 115 (1944).
[4] GALEOTTI: Biochem. Z. **46**, 173 (1912).
[5] EBBECKE: Pflügers Arch. **253**, 333 (1951).

Scheurer u.a.[1]). Auf Grund außenklimatischer Studien wird als behaglichste mittlere Hauttemperatur der Wert um 33,5°C angegeben. Für den nackten Menschen im Raum entspricht die mittlere Hauttemperatur von 32—33°C thermischem Wohlbehagen. Bei Außentemperaturen zwischen 5 und 50° bewegt sie sich zwischen 22 und 40°C. Bei 26,5° mittlerer Hauttemperatur setzt Kältezittern ein und bei 34,5° beginnt sichtbares Schwitzen (Neuroth[2]). Eine enge Übereinstimmung des Verlaufs der Hauttemperatur mit dem jahreszeitlichen Temperaturgang konnte nachgewiesen werden (Liese[3]).

Zahlentafel 2.

Behaglichkeit und Hauttemperatur nach Beobachtungen im Freien.

	Nach Vincent (1880)	Nach Pfleiderer (1936)
kalt	—	23,5°
kühl	<26,9°	28,2°
indifferent . . .	27,0—32,3°	31,0°
behaglich . . .	32,4—34,4°	33,7°
warm	34,5—37,5°	35,0°
heiß	>37,5°	(36,0°)

Die Stirn scheint die höchste und konstanteste Temperatur zu haben; die niedrigste Temperatur und zugleich größte individuelle Abweichung ergab die Haut der Zehen (v. Razgha u. Zselyonka[4]).

Von der mittleren Hauttemperatur ist die mittlere *Oberflächentemperatur* zu unterscheiden. Bei ihr handelt es sich um Mittelwerte unter Berücksichtigung der für gewöhnlich bekleideten und unbekleideten Hautstellen. Bei einer normalen Kerntemperatur von 37°C und adäquater mittlerer Hauttemperatur um 32°C liegt die mittlere Oberflächentemperatur unter behaglichen äußeren Bedingungen bei 24°C. In normalen Temperaturgrenzen hat sie linearen Verlauf, wie u. a. Bedford[5] bestätigen konnte, der an einer großen Anzahl normal bekleideter Personen während

Zahlentafel 3.

Umgebungstemperatur (Lufttemperatur = Wandtemperatur) in °C	Mittlere Oberflächenemperatur des Körpers in °C
12,8	19,9
15,6	22,0
18,2	24,0
21,2	26,2
23,8	28,3
26,5	30,5

leichter beruflicher Tätigkeit in praktisch ruhender Luft die mittlere Oberflächentemperatur aus zahllosen Einzelmessungen ermittelt hat (vgl. Zahlentafel 3).

---

[1] Pfleiderer, Büttner, Scheurer u.a.: Erg. inn. Med. **59**, 753 (1940).

[2] Neuroth: Pflügers Arch. **250**, 396 (1948).

[3] Liese: Arb. aus d. Reichsgesundheitsamt **73**, 340 (1940) u. Dtsch. med. Wschr. **36**, 896 (1942).

[4] v. Razgha u. Zselyonka: Z. exper. Med. **110**, 643 (1942).

[5] Bedford: Med. Res. Counc. Industr. Health Res. Board, Nr. 76, London 1936.

Die von Reichenbach und Heymann[1] an sich selbst ermittelten Stirntemperaturen bei ruhiger Luft (d.h. freier Strömung der Luft), normaler Bekleidung und Vermeidung körperlicher Betätigung sind in Abb. 2 in Abhängigkeit von der Lufttemperatur dargestellt.

Die durch die Versuchspunkte gelegten Kurven für die beiden Versuchspersonen R. und H. haben in dem Bereich zwischen 14 und 25°C gesetzmäßigen Verlauf. Später von Heymann und Korff-Petersen[2] unter Mitwirkung von Weiss durchgeführte Versuche zeigen ebenfalls den oberen Wendepunkt im Kurvenverlauf sehr deutlich, und zwar bei der gleichen Lufttemperatur von 25°C. Heymann und Korff-Petersen fanden, daß normales Befinden bei Stirntemperaturen von 30,5 bis 32,5°C in ruhiger Luft vorhanden ist. Nach Abb. 2 würden dazu Lufttemperaturen von 16—22°C gehören. Dem Mittel

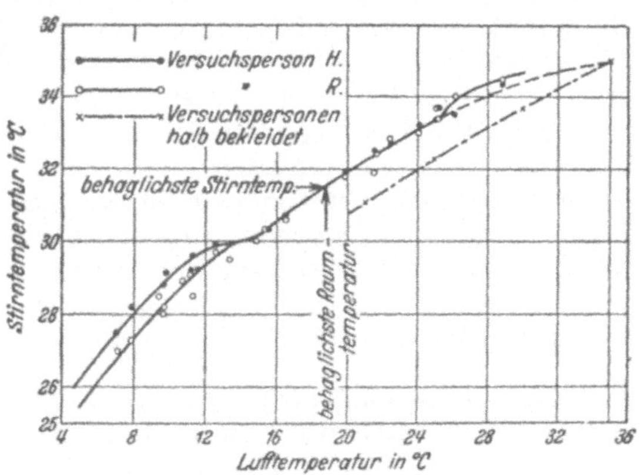

Abb. 2. Stirntemperatur in Abhängigkeit von der Lufttemperatur in ruhiger Luft.

wert von 31,5°C ist eine Lufttemperatur von 18,8°C zugeordnet, die mit der für unser Wohlbefinden in normalen Wohnräumen erfahrungsgemäß günstigsten Raumtemperatur von etwa 19°C übereinstimmt.

Um zu zeigen, welchen Einfluß die Kleidung auf die Hauttemperatur ausübt, ist in Abb. 2 eine Kurve nach Versuchen von Strauss und Schwarz[3] eingezeichnet, bei denen die Stirntemperatur bei einigen Personen mit nacktem Oberkörper in ruhender Luft festgestellt wurde. Die vier Kurvenpunkte entsprechen den Mittelwerten von drei Versuchspersonen. Wegen der Vergrößerung der freien Oberfläche des Körpers liegt die Haupttemperatur tiefer als bei normal bekleideten Personen.

Nach den Messungen von Strauss und Schwarz ist bei 35°C die Stirntemperatur gleich der Lufttemperatur. Auch die Kurve von Reichenbach und Heymann läuft verlängert (in Abb. 2 gestrichelt) etwa auf diesen Punkt hinaus. Dasselbe ist aus Versuchen von Liese[4] zu

[1] Reichenbach u. Heymann: Z. Hyg. **57**, 1 (1907).
[2] Heymann u. Korff-Petersen: Z. Hyg. **105**, 450 (1926).
[3] Strauss u. Schwarz: Z. Hyg. **114**, 42 (1932).
[4] Liese: Arch. f. Hyg. **104**, 24 (1930).

entnehmen. Weiter geht aus Beobachtungen von RUBNER[1] hervor, daß bei etwa 35°C der Temperaturunterschied zwischen nackten und bekleideten Hautoberflächen mit derjenigen der Luft übereinstimmen. Aus alledem würde folgen, daß bei einer Lufttemperatur von 35°C und gleicher Temperatur der Umgebungswände die Wärmeabgabe des Körpers durch Leitung, Konvektion aufhört und nur die Entwärmung durch Schweißverdunstung und in geringem Betrage durch Atmung übrigbleibt.

Über das Verhalten der Hauttemperatur in *bewegter* Luft geben die bereits erwähnten Versuche von HEYMANN und KORFF-PETERSEN nähere Aufschlüsse. Bei diesen Versuchen befanden sich die Personen H. und P. normal bekleidet im freien Luftstrom bei Temperaturen von $t_L = 12$ bis 27°C und Geschwindigkeiten von $w = 0,15$ bis 5,0 m/s. Die Messungen fanden in der kalten Jahreszeit statt.

Für *ruhige* Luft läßt sich nach den vorliegenden Versuchen die Abhängigkeit der Stirntemperatur t_H von der Lufttemperatur t_L durch folgende Annäherungsgleichung darstellen:

$$\frac{t_H}{t_L} = \left(\frac{35}{t_L}\right)^n.$$

Nach dieser Beziehung wird bei 35°C die Stirntemperatur tatsächlich gleich der Lufttemperatur. Durch Logarithmieren ergibt sich:

$$n = \frac{\log\dfrac{t_H}{t_L}}{\log\dfrac{35}{t_L}} \quad (\text{im Mittel } n \sim 0,84).$$

Die Größe n, die mit zunehmender Luftgeschwindigkeit abnimmt, ist eine Kennziffer für die Reaktion der Stirntemperatur bei verschiedenen Luftgeschwindigkeiten.

In Abb. 3 sind die Produktenwerte $w \cdot n$ in Abhängigkeit von der Luftgeschwindigkeit w für die beiden Personen H und P aufgetragen. Danach kann für H und P eine einheitliche Kurve zugrunde gelegt werden. Das ist insofern bemerkenswert, als beide, wohl wegen ihrer sehr verschiedenen Körperkonstitution, bei ruhiger Luft abweichende Stirntemperaturen aufwiesen. Für bewegte Luft erhielten auch STRAUSS und SCHWARZ bei ihren Messungen an vier verschiedenen Personen nur sehr geringe, individuelle Abweichungen der Stirntemperaturen bei gleichen Luftverhältnissen.

Aus der Kurve in Abb. 3 kann in einfacher Weise Abb. 4 entwickelt werden. Es zeigt die Stirntemperatur in Abhängigkeit von der Luftgeschwindigkeit mit der Lufttemperatur als Parameter. Man ersieht

---

[1] RUBNER: Handb. d. Hyg., 8. Aufl., 1907.

daraus, daß die Stirntemperatur von $w = 0,2$ m/s ab bei zunehmender Luftgeschwindigkeit um so stärker abfällt, je tiefer die Lufttemperatur liegt. Bei geringer Luftbewegung ($w < 0,2$ m/s) dagegen wird die Stirntemperatur bei höherer Lufttemperatur stärker als bei tiefer gesenkt,

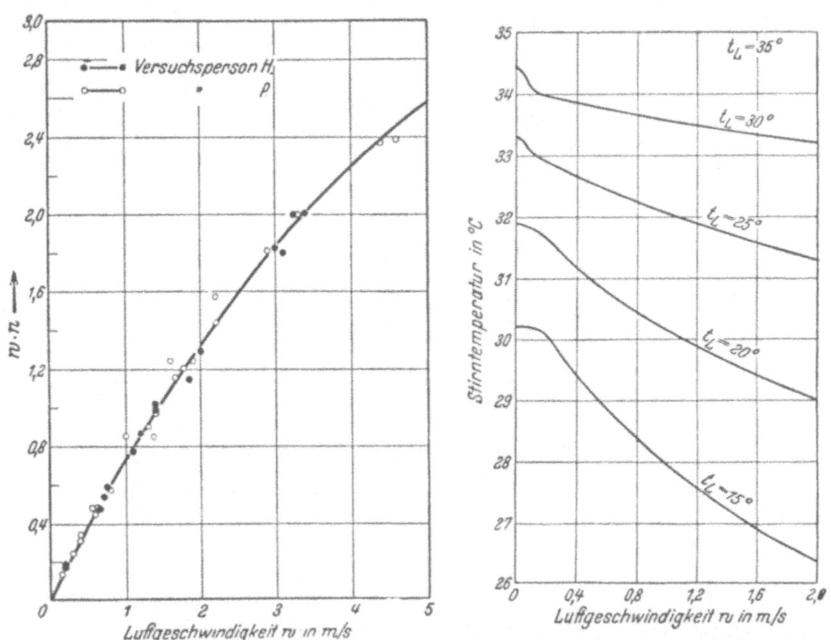

Abb. 3. Abhängigkeit der Werte $w \cdot n$ von der Luftgeschwindigkeit.

Abb. 4. Abhängigkeit der Stirntemperatur von der Luftgeschwindigkeit bei verschiedenen Lufttemperaturen.

was wohl auf die vom Temperaturunterschied zwischen Haut und Luft abhängige Eigenkonvektion des Körpers zurückzuführen ist, deren Wirkung bei geringen Lufttemperaturen derjenigen der künstlichen Luftbewegung gleichkommt. Bei Lufttemperaturen über 30° wird sie davon überhaupt nicht mehr beeinflußt, wie von STRAUSS und SCHWARZ durch Messung bei dieser Temperatur bestätigt worden ist (vgl. S. 15).

3. Trockene und feuchte Wärmeabgabe. Schwitzen.

Unter Wärmeeinflüssen rötet sich die Haut. Die damit verbundene Änderung der Temperatur kann besonders gut am „teigig" werdenden Handrücken verfolgt werden. Es ist aber nicht immer zulässig, von der Hautfarbe auf ihre Temperatur zu schließen, weil die Hautfarbe vom *Blutfüllungs*zustand abhängt, den seinerseits die Beschaffenheit der kleinen Venen und Kapillaren bestimmt. Die Temperatur der Haut geht mit der *durchströmenden* Blutmenge konform, was durch die Weite oder Enge der Arteriolen, d.h. der kleinen und kleinsten vom Herzen zur Peripherie führenden Arterien geregelt wird.

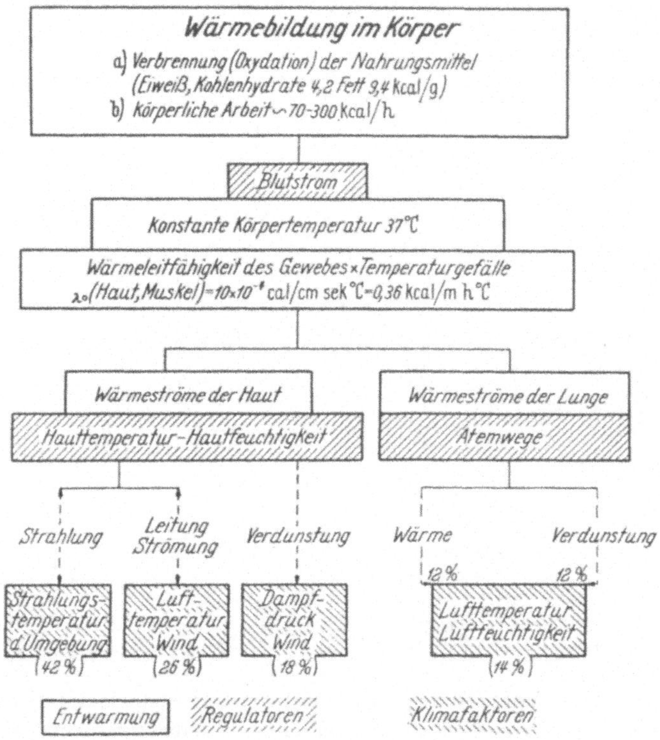

Abb.5. Entwärmung, Regulatoren und Klimafaktoren beim menschlichen Wärmehaushalt.

Die Kapillaren und Arteriolen der Haut können in bestimmten Fällen unabhängig voneinander, sogar in entgegengesetzter Richtung funktionieren (Entzündungszustände, Erfrierung, Fieber usw.).

Je nach der Regulationsart, zu der das Umgebungsklima den Menschen veranlaßt, gibt er die Wärme auf vorwiegend trockenem oder vorwiegend feuchtem Wege ab.

Bei *trockener* Entwärmung, wozu auch die unmerkliche Wasserabgabe (perspiratio insensibilis) zu rechnen ist, geht fast die Hälfte der gesamten Wärmeabgabe über die Abstrahlung vor sich. Etwa die

Hälfte dieses Wertes (also 25% vom ganzen) macht der auf die Strömung und Leitung abfließende Anteil aus, wobei auf die Strömungsvorgänge der bei weitem größere Teil entfällt. Das Prozentverhältnis der Wärmeabgabe durch Strahlung zu der durch Leitung und Strömung ist von verschiedenen Untersuchern unterschiedlich angegeben worden. Wurde früher gefolgert, daß die Wärmeabgabe zu 100% über die Strahlung erfolge(MASJE[1]), so wird heute dafür als richtiger das Verhältnis 62:38 (BÜTTNER[2]) bzw. 73:27 (HARDY[3]) angenommen.

Einen Einblick in die Feuchtigkeitsabgabe des ruhenden Menschen in ruhender Luft bei verschiedener Temperatur und Feuchtigkeit mit der *Atmungsluft* zeigt Abb. 6.

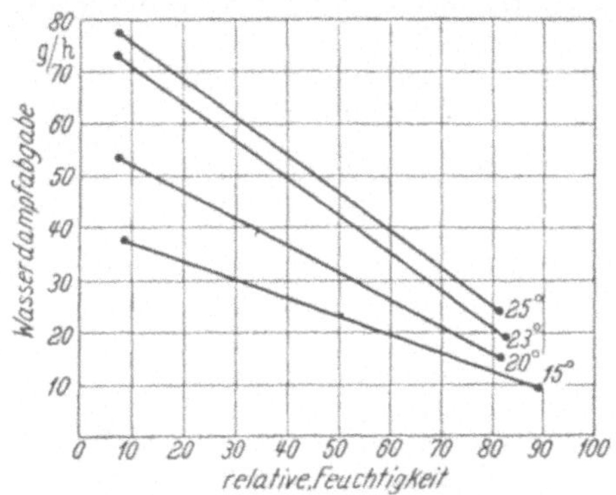

Abb. 6. Feuchtigkeitsabgabe des ruhenden Menschen in verschiedener Lufttemperatur und Feuchtigkeit (nach RUBNER/LEWASCHEFF).

In trockener Luft ist diese Feuchtigkeitsabgabe nicht unerheblich und steigt mit höherer Temperatur. Bei wachsender Luftfeuchtigkeit fällt sie und gleichzeitig werden die temperaturbedingten Unterschiede kleiner, um in nahezu gesättigter Luft kaum noch hervorzutreten. In gewisser Abhängigkeit vom Atmungsrhythmus sind diese Vorgänge der Wasserdampfausscheidung innerhalb der Atmungsorgane rein physikalischer Natur, so daß die Wasserabgabe in einfacher Weise nach dem physikalischen Zustand der Einatmungsluft errechnet werden kann.

Der Übergang von trockener zu feuchter Entwärmung innerhalb des physikalischen Regulationsbereiches, wie er bei annähernd konstantem Stoffwechsel des nichtarbeitenden Menschen in ruhender Luft bei verschiedener Temperatur vor sich geht, kann an der Zahlentafel 4 (s. S. 12), verfolgt werden.

Bei etwa 28° C Umgebungstemperatur geht die Wärmeabgabe zur Hälfte auf trockenem Wege und zur Hälfte über die fühlbare Wasserverdunstung vor sich[4]. Nach anderen Untersuchern (RUBNER[5]) liegt diese Temperatur höher. Die Unterschiede erklären sich teils aus der Eigenart der Versuchsperson, teils (in der Hauptsache) aus nicht voll

---

[1] MASJE: Virchows Arch. **107**, 17 (1887).
[2] BÜTTNER: Klin. Wschr. **11**, 1508 (1932).
[3] HARDY: J. Nutrit. 7; Suppl. zu Nr. 5, 12.
[4] Gesundh.-Ing. **55**, 505 (1932).
[5] RUBNER: Arch. f. Hyg. **27**, 69 (1896).

vergleichbaren Versuchsbedingungen. Es gibt Menschen, die z. B infolge Mängel in der regulatorischen Anpassungsfähigkeit oder wegen ihrer stärkeren Fettpolsterung der Haut (STRAUSS-MÜLLER[1]) in höherem Maße als die Allgemeinheit dafür veranlagt sind, ihre Entwärmung unter stärkerer Beteiligung der unmerklichen Wasserabgabe über die Haut

Zahlentafel 4. *Wärme- und Wasserdampfabgabe des normal bekleideten Mannes bei leichter, sitzender Beschäftigung in ruhender Luft.*

| Raumtemperatur | Wärmeabgabe durch | | Wasserdampfabgabe bei Luftfeuchtigkeit von 30—70% |
| | Strömung, Leitung und Strahlung (fühlbare oder trockene Wärme) | Wasserverdunstung (feuchte Wärme) | |
°C	kcal/h	kcal/h	g/h
10	117	18	31
16	91	18	31
18	84	20	34
20	79	23	40
24	66	35	60
28	50	51	88
30	40	59	102

vor sich gehen zu lassen. Unter Voraussetzung normaler Luftfeuchtigkeit ist die 28°-Grenze auch insofern interessant, als die Konzentrationsfähigkeit bei dieser Zimmertemperatur deutliche Tendenz zum Absinken zeigt. Ab 31 °C wird auffälliges Nachlassen der Spannkraft für geistige und körperliche Arbeit übereinstimmend festgestellt.

Der letzte, nicht mehr anderweitig kompensationsfähige Ausgleich zur Aufrechterhaltung der normalen Körpertemperatur ist die *Wasserverdunstung von der Haut.* Jede *stärkere* Schweißsekretion, derzufolge der Weg der Wasserausscheidung von den Nieren sich zur Haut verschiebt, ist nicht nur als physiologische Funktion im Dienste der Wärmeregelung aufzufassen, sondern muß u. U. zugleich als Ursache für neue Rückwirkungen im Organismus beurteilt werden. Der Zwang, allein durch Wasserverdunstung von der Haut sich entlasten zu müssen, ist kein normaler Zustand. Er stellt an den Körper große Ansprüche, die das Schwitzen wegen seiner Rückwirkung auf den Wasser- und Mineralsalzhaushalt zu einem physiologischen Kernproblem machen. Die Wärmeentlastung über die Schweißverdunstung setzt die Fähigkeit zu genügender Schweißbildung und ferner ausreichende Verdunstungsmöglichkeit des Schweißes voraus. Im allgemeinen wird nicht mehr Schweiß hervorgebracht, als der benötigten Wärmevernichtung entspricht. Menschen, die schlecht oder (bei bestimmten Krankheiten)

---

[1] STRAUSS-MÜLLER: Z. Hyg. *110,* **413** (1929).

überhaupt nicht zur Schweißbildung fähig sind, bleibt nur die Erhöhung der Körpertemperatur mit ihren nachteiligen Folgen übrig. Sind andererseits sehr große Wärmenachschübe wegen anstrengender körperlicher Arbeit zu bewältigen oder liegen ungünstige Bedingungen der Umgebungsluft vor, die keine Abdunstung des gebildeten Schweißes von der Haut mehr zulassen, so tropft die überschüssige Menge ohne Nutzen für die Wärmeentlastung des Körpers ab. Bei wiederholten, gleichartigen Schwitzprozeduren sind sowohl Veränderungen der Schweißmenge als auch des zeitlichen Verlaufs zu beobachten, was als Anpassungserscheinung zu deuten ist (GOLDSCHEIDER[1]). Der Schweiß-

verlust kann u. U. nicht durch bloße Wasseraufnahme ausgeglichen werden, sondern Zufuhr von Chloriden (besonders Kochsalz) erforderlich machen (MARSCHAK u. DUKELSKY[2]).

Die relative Hautfeuchtigkeit nichtschwitzender Haut bewegt sich zwischen 20 und 60% (BÜTTNER[3]) und ist in feuchter Luft relativ höher als in trockener Luft. Bei 25° Umgebungstemperatur wurde die unmerkliche Wasserabgabe bei 70% Luftfeuchtigkeit erheblich höher als bei 30% gefunden (MOOG[4]).

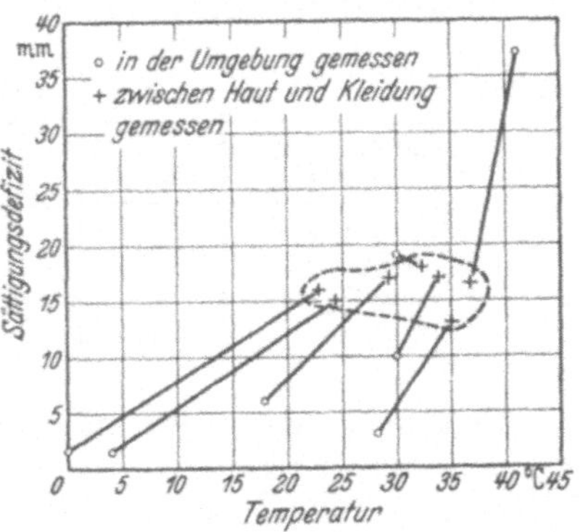

Abb. 7. Lufttemperatur und Sättigungsdefizit zwischen Haut und Bekleidung bei verschiedenen Umgebungsbedingungen.

Das *Verdunstungsausmaß* bestimmt einzig und allein das Dampfdruckgefälle zwischen Haut und anliegender Luftschicht. Der Körper selbst empfindet Unterschiede im Dampfdruckgefälle nicht. Kältere Hautstellen verdunsten weniger als wärmere und bei gleicher Temperatur ist der Verdunstungsvorgang unabhängig davon, ob es sich um bekleidete oder unbekleidete Körperstellen handelt. Liegt die Hauttemperatur genügend hoch über der Lufttemperatur, so kann die Haut auch in gesättigte Luft hinein verdunsten (BÜTTNER).

Die Bekleidung hat auf den physikalischen Zustand der Luftschicht, die der Haut unmittelbar anliegt, maßgebenden Einfluß. Die in Abb. 7 zusammengestellten Werte sind am ruhenden, stets gleichbekleideten Menschen gemessen worden, der Lufttemperaturen zwischen 0 und 41° ausgesetzt war. Die unter der Kleidung gefundenen Temperaturen

[1] GOLDSCHEIDER: Münch. med. Wschr. 1906, S. 2557.
[2] MARSCHACK u. BUKELSKY: Arch. f. Hyg. **101**, 325 (1929).
[3] BÜTTNER: Biol. Ztbl. **55**, 356 (1935).
[4] MOOG: Dtsch. Arch. klin. Med. **138**, 181 (1922).

bewegten sich zwischen 23 und 37°C, das Sättigungsdefizit zwischen 13 und 18 mm (MELLANBY, MARSH u. BUXTON[1]).

Eine Vorstellung über die Verlagerung der *Blutverteilung* vom Innern des Körpers zur Peripherie als Symptom der vom Körper zu bewältigenden Anstrengung unter ausgesprochener Hitzewirkung vermitteln Versuche über die Messung des Volumenzuwachses eines Armes, wie sie an Personen durchgeführt worden sind, die für zwei Stunden einer Luft von 40°C und 50% Luftfeuchtigkeit ausgesetzt waren. Der Abstrom des Blutes in die äußeren Körperpartien ist so groß, daß der Arm, wie Zahlentafel 5 zeigt, eine Volumenzunahme von durchschnittlich 66 cm³ erfährt (BÖTTNER[2]).

Zahlentafel 5.

Halbstündliche Messung	Versuchspersonen				
	Kle.	Ku.	Lü.	Kla.	Sche.
30 Min.	24	55	39	46	—
60 ,,	50	56	46	62	—
90 ,,	53	—	61	73	—
120 ,,	59	63	67	71	71

Bei sehr großem und anhaltenden Wärmestau können sich ausgesprochene Hitzeschäden ausbilden. Hierbei pflegt heute neben die Hitzeerschöpfung durch *Kreislaufzusammenbruch* der Hitzschlag durch *Versagen der Wärmeregulation* und der Hitzekrampf durch *Kochsalzverarmung* des Körpers gestellt zu werden. Trotz der bestehenden fließenden Übergänge sind diese drei Formen einigermaßen deutlich abgrenzbar. Bei der Hitze*erschöpfung* pflegt die Haut meist reichlich mit Schweiß bedeckt zu sein, während größere Temperatursteigerungen vielfach fehlen. Vorboten sind die gleichen wie bei der leichten Wärmestauung (Kopfschmerzen, Ohrensausen, Flimmern vor den Augen usw.), die zunehmend stärker empfunden werden. Das Krankheitsbild der Hitzeerschöpfung beruht also vorwiegend auf Kreislaufinsuffizienz. Beim *Hitzschlag* herrschen demgegenüber die Temperaturerhöhungen vor, so daß er sich als ein mit erhöhter Körpertemperatur verbundenes Versagen der physikalischen Wärmeregulierung darstellt. Die Haut ist hier zumeist trocken oder nur klebrig. Beim Hitz*krampf* pflegen die Menschen ohne Bewußtseinsstörungen reichlich mit Schweiß bedeckt unter Krämpfen zusammenzubrechen. Sogar noch kurz vor Ausbruch eines Hitzekollaps braucht keine Einschränkung der geistigen Fähigkeiten vorhanden zu sein, wie durch Anstellung entsprechender psycho-technischer Testuntersuchungen festgestellt worden ist.

---

[1] MELLANBY, MARSH u. BUXTON: J. of Hyg. **32**, 268 (1932) u. **37**, 254 (1937).
[2] BÖTTNER: Klin. Wschr. **20**, 471 (1941).

II. Regulatorisches Verhalten des Körpers bei bestimmten Klimafaktoren.

1. Bewegte Luft.

Jede Änderung der Luftbewegung beeinflußt die Wärmeabgabe, da der Körperoberfläche je nach der Luftgeschwindigkeit mehr oder weniger Wärme entzogen wird. Die trockene Wärmeabgabe, d.h. die Wärmeabfuhr über die Strömung und Leitung kann so gesteigert werden, daß der Körper zur Einschränkung der Wärmeausfuhr eine entsprechende Absenkung seiner Hauttemperatur vornimmt. Das Ausmaß hängt im Einzelfall von der Stärke des Windes, dem Temperaturunterschied zwischen Körperoberfläche und Umgebungstemperatur und ferner vom Zustand des Menschen, der Art seiner Kleidung usw. ab. Versuche von KISSKALT[1] mit gleich starken, verschieden warmen Luftströmen ergaben für das Verhalten des nackten Menschen im Zustand vor und nach der Bewindung das aus Zahlentafel 6 ersichtliche Bild.

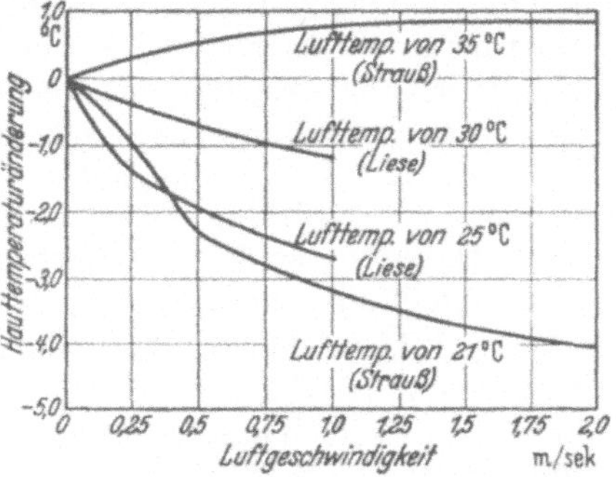

Abb. 8. Änderung der Hauttemperatur durch bewegte Luft verschiedener Temperatur.

Zahlentafel 6.

Lufttemperatur in °C	Absenkung der Hauttemperatur um °C
34,0	0,6
27,5	2,5
23,5	6,5
18,1	7,4

Bei verschieden starken Luftströmen gleicher Temperatur ändert sich die Hauttemperatur, wie es Abb. 8 zeigt, die Versuche von STRAUSS und LIESE[2] am ruhenden und leicht bekleideten Menschen auswertet. Einem durch Zusammenwirken von Temperatur und Luftbewegung verursachten stärkeren Wärmeentzug wird also in deutlich gesetzmäßiger Weise durch Herabsetzen der Hauttemperatur entgegengearbeitet (vgl. auch S. 8).

Wind von gleicher oder höherer Temperatur als die Hauttemperatur kehrt das üblicherweise vom Körper zur Umgebung gehende Wärmegefälle um und bewirkt Aufwärmung (vgl. Abb. 8). Seine Temperatur

---

[1] KISSKALT; Arch. f. Hyg. **70**, 38 (1909).

[2] STRAUSS u. LIESE: S. 9.

darf die für die Haut noch eben erträgliche Höhe von etwa 48 °C nicht wesentlich überschreiten[1].

Bewegte Luft steigert weiter den Wärmeanteil, der über die *unmerkliche Wasserabgabe* von der Haut abgegeben wird. Wie deutlich die auf Grund solcher Versuche (STRAUSS[2]) zusammengestellte Zahlentafel 7 diese Wärmeabgabe als temperaturabhängig erkennen läßt, so wenig ausgeprägt sind die durch verstärkte Luftbewegung erreichten größeren Wirkungen. Starke Luftbewegungen (z. B. Wind von 8 m/s) setzen die unmerkliche Wasserabgabe in dem Temperaturbereich von 20—35 °C gegenüber ruhender Luft sogar bedeutend herab; eine entgegengesetzte Wirkung tritt erst bei höherer Lufttemperatur auf (WOLPERT[3]). Dasselbe Verhalten lassen auch Versuche am körperlich arbeitenden Menschen erkennen, wo unter sonst gleichen Bedingungen in ruhender Luft der Schweißverlust bei 25° etwa 500 g und bei 34° rund 800 g gegenüber nur 300 g und 600 g in gleich warmen Luftströmen von 1 m/s betrug (LIESE[4]). Vom physikalischen Standpunkt gültigen Erwartungen entspricht der Körper also nicht, weil ihn davon schon die Entwärmung über die entsprechend verstärkte Strömung und Leitung enthebt. Er kann sich auch nicht so verhalten, daß er „wie ein im warmen Luftstrom hängendes feuchtes Tuch" trocken würde, sondern muß in Erfüllung seines lebenserhaltenden Regulationsmotivs danach trachten, seinen Wasserbestand zu schützen, an den seine Existenz gebunden ist[5].

Als praktisch wichtige Tatsache ist festzuhalten, daß *Luftbewegung den Spielraum für die unmerkliche Wasserabgabe vergrößert bzw. den Beginn der fühlbaren Wasserabgabe (Schweiß) auf eine höhere Temperatur hinausschiebt.*

Wenn bewegte Luft unbehaglich oder lästig empfunden wird, so pflegt von „*Zugluft*" gesprochen zu werden. In ihrer reinsten Form handelt es sich um laminare, seltener turbulente, schwache Luftbewegungen, die auf eine umschriebene Stelle der Körperoberfläche einen einseitigen Abkühlungsreiz auslösen und z. B. durch die seitlich gebogene Kerzenflamme oder durch Rauchbewegung sichtbar zu machen sind. Inwieweit Zugluft Erkältungserkrankungen verursacht und diese zum Anlaß bestimmter anderer Gesundheitsschäden (auch Infektions-

---

[1] Vgl. H. KÖNIGER: Krankenbehandlung durch Umstimmung, S. 67. Leipzig: G. Thieme 1929.
[2] STRAUSS: Klin. Wschr. **12**, 449 (1933).
[3] WOLPERT: Hyg. Rdsch. **7**, 641 (1897).
[4] LIESE: Arch. f. Hyg. **104**, 24 (1930).
[5] Hierzu dürften Beobachtungen an gewissen Pflanzen von Interesse sein, denen zufolge bewegte, trockene Luft weniger transpirationsfördernd wirkt als feuchte Luft von 95% (HARDER: Nachr. Ges. Wiss. Göttingen, Math.-physik. Kl. N.F. **1**, 181 (1935).

krankheiten) werden, hängt von den übrigen Umständen ab. Dazu gehört die Größe des Temperaturunterschiedes zwischen Luftbewegung und sonstiger Umgebungstemperatur und die zeitliche Dauer der Einwirkung. Die Schwere der möglichen Gesundheitsschäden hängt ferner vom allgemeinen Gesundheitszustand des Menschen sowie auch sehr davon ab, ob der Körper erhitzt ist, die Hautoberfläche oder Kleidung feucht ist, Gegenwirkungen durch körperliche Bewegung vorhanden sind u. dgl. Nach den Erfahrungen muß angenommen werden, daß Zugluft für alle (besonders für ältere oder für kranke) Menschen zumindest ungünstig ist und eine ausgesprochene Abhärtung dagegen kaum erreicht werden kann, obwohl andererseits die Furcht vor der Zugluft bekämpft werden muß, weil gerade sie häufig die

Zahlentafel 7.

Lufttemperatur in °C	Luftgeschwindigkeit in m/s	Wärmeabgabe in kcal/h[1]
23	0	18
23	0,25	21
23	1,0	23
30	0	33
30	0,25	35
30	1,0	42
35	0	70
35	0,25	75
35	1,0	85

eigentliche (psychologische) Krankheitsursache ist. Im geschlossenen Raum kann Zugluft als Bodenzug und infolge von Undichtigkeiten an Fenster und Türen, durch Herabsinken kalter Luftmassen nach Abkühlung an kalten Flächen (Fenster, Außenmauern), als Folgeerscheinung von fehlerhaften Lüftungs- und Heizungsanlagen usw. leicht entstehen. Gegenüber diesen feinen Luftbewegungen sind es draußen die (besser „Zugwind" zu nennenden) starken Luftströme (Windanfall, Fahrtwind u. dgl.), die krankheitsauslösende Abkühlungsreize verursachen können[2].

Für die Erträglichkeit von Luftbewegungen spricht stark mit, ob der Mensch auf ihr Vorhandensein gefaßt ist, sie sogar wünscht und verlangt oder nicht. Neben ihrer Rolle als Wärmeaustauschfläche und Regelorgan für die Wärmeabgabe darf niemals übersehen werden, daß die gesamte Haut nebst Schleimhäuten ein peripherisches, mit Nervenendapparaten ausgestattetes *Sinnesorgan* ist. So kommt auch die rein mechanische Wirkung von Luftbewegungen (wechselnder Druck, Angriffsfläche, Richtung usw.) nachdrücklich zum Bewußtsein, was für die Auslösung des Willens zum Ertragen oder Nichtertragenwollen der Luftbewegung mitbestimmend ist. Letzteres macht sich um so schneller und nachhaltiger geltend, je weniger Lufttemperatur und Luftbewegung

---

[1] 1 g H$_2$O — 0,58 kcal bei mittl. Hauttemperatur.

[2] Vgl. Brezina, Kisskalt, Kötschau, Krebs, Stigler: Was ist Zugluft Münch. med. Wschr. **84**, 491 (1937).

im Rahmen des gesamten Wärmemilieus physiologisch zueinander passen (vgl. S. 9). In diesem Zusammenhang ist eine Veröffentlichung von RAPAPORT u. a.[1] interessant, deren Versuchsanordnung eine unabhängige klimatische Beeinflussung des Gesamtkörpers (mittels luftgeheizter Kleidung) und der Hände und Füße erlaubte. Es war möglich, den Körper über 21°C zu halten und Hände und Füße Umgebungstemperaturen bis zu —34°C auszusetzen. Wurde dem Körper weniger Wärme, als zur Erhaltung des Wärmegleichgewichts benötigt wurde, zugeführt, dann kühlten sich die Extremitäten stark ab. Wurde hingegen der Körper im Wärmegleichgewicht gehalten, dann vermochte die unbekleidete Hand selbst bei —34°C noch eine Temperatur von 21°C aufrechtzuerhalten. Nach erfolgter Abkühlung erwärmten sich bei Wiedererwärmen des Körpers zuerst die Hände und dann die Füße. Aus den Versuchen folgt, daß bei niedrigen Umgebungstemperaturen die Regulation der Durchblutung von Händen und Füßen *nicht so sehr durch lokale Kältereize, als vielmehr in erster Linie von der Temperatur des Gesamtkörpers bestimmt wird*.

Die Erfahrung lehrt, daß hohe relative Feuchtigkeit bei niedrigen Temperaturen das *Kältegefühl* („klamm"), bei höheren Temperaturen das *Wärmegefühl* („schwül") steigert. In bewegter kühl-feuchter Luft tritt mit zunehmender Luftbewegung eine wesentliche Verstärkung des Kältegefühls, in warmfeuchter Luft dagegen eine weit geringere, unter Umständen gar keine Minderung des Wärmegefühls ein. Bewegte Luft muß je nach ihrer Temperatur und ihrem Feuchtigkeitsgehalt als Entwärmungsmittel verschieden beurteilt werden, ob sie also vorzugsweise unmittelbar eine Kühlwirkung an der Haut hervorruft oder mittelbar eine solche durch Begünstigung der Wasserverdunstung herbeiführt. Als ungünstigste Extreme im Hinblick auf die Gesamtwirkung stehen sich warmer, feuchter Wind und sehr kalter, trockener Wind gegenüber. Bereits etwas günstiger sind sehr warmer, trockener und sehr kalter, feuchter Wind, weil im ersten Fall die Erwärmung infolge vermehrter Wasserabgabe erhöht, im zweiten Fall die Kühlwirkung infolge verringerter Wasserabgabe abgeschwächt wird. Ob sich unter solchen Bedingungen Behaglichkeit einstellt oder nicht, hängt noch von anderen Umständen, vor allem von der Kleidung ab. Nicht gleichgültig ist, ob die Feuchtigkeit der Luft in Dampf- oder Nebelform vorliegt (CORLETTE[2]). Jedenfalls kann ein schwer arbeitender Mensch auch bei höheren Temperaturen durchaus im Zustand angenehmer Temperaturempfindung sein, wenn er zweckmäßig gekleidet und ihm ungehinderte Entwärmung über die Schweißverdunstung möglich ist.

---

[1] RAPAPORT: J. appl. Physiol. 2, 61 (1949).
[2] CORLETTE: Med. J. of Australia 1, 172 (1923).

Eine Luftbewegung bringt praktisch nur dann subjektiv und objektiv eine Wärmeentlastung, wenn sie die Körperoberfläche oder Teile von ihr in dauernd angenehm empfundener Weise kühlt oder die wasserdampfgesättigte Atmosphäre zwischen Haut und Kleidung entfernt bzw. im Idealfall diese Anforderungen zugleich erfüllt.

2. Feuchte und trockene Luft.

Feuchte Luft ist ein besserer Wärmeleiter als trockene Luft; andererseits kann sie die Wasserverdunstung des Körpers hemmen, was im einzelnen von ihrer Temperatur und ihrem Bewegungszustand abhängt. Die erschwerende Wirkung feuchter Luft für die Erwärmung ist vom körperlich arbeitenden Menschen her gut bekannt. Es kann in ruhender Luft von 33°C und 24% Feuchtigkeit in leichter Kleidung nahezu doppelt soviel gearbeitet werden als in gleichwarmer Luft von 60% Feuchtigkeit; bei 25°C und 50% Feuchtigkeit läßt sich leichter arbeiten als bei 17°C und 87% (RUBNER-WOLPERT[1]).

Für das Verhalten von Haut und Lungen in feuchter Luft ist eine gewisse vasomotorische Übereinstimmung nachgewiesen worden. Beobachtungen ergaben, daß der Wassergehalt der Ausatmungsluft in völlig trockener Luft deutlich geringer wird (GALEOTTI u.a.). Trockene Luft wird im allgemeinen als angenehm, feuchte Luft als lästig empfunden. In feuchter Luft ist die Atmung flacher und lebhafter als in trockener Luft, in der eine Vertiefung der Atemzüge und Verringerung ihrer Zahl beobachtet wird. Aus arbeitshygienischen Erfahrungen kann mit Sicherheit geschlossen werden, daß selbst abnorm trockene Luft im allgemeinen keine ernsten Störungen des Wohlbefindens auslöst. Die gesteigerte Abgabe von Wasser bei großer Trockenheit der umgebenden Luft führt zwar zu Durst und zu stärkerer Austrocknung der Haut und der Schleimhäute, erschöpft aber nicht die notwendigen Wasserreservoire des Körpers, wenigstens solange nicht, wie die Möglichkeit zur Durststillung besteht.

Lufttrockenheit fördert die Staubentwicklung und -verbreitung. Daher kann bei Personen, die durch ihren Beruf viel sprechen müssen, oftmals Heiserkeit und eine damit verbundene Störung des Wohlbefindens eintreten, aber nicht, wie vielfach angenommen wird, als Wirkung der trockenen Luft allein, sondern infolge gleichzeitiger Einatmung von Staub, Kohlendunst u.dgl. Neuerdings sind in diesem Zusammenhang Auffassungen bekannt geworden, die der Luftfeuchtigkeit eine unmittelbare Bedeutung für die Feuchthaltung der Schleimhäute der Luftwege beilegen. Zu trockene Luft soll Trockenheitsschäden auslösen, für die als Krankheitsbezeichnung die Begriffe „Siccopathie"

---

[1] RUBNER-WOLPERT: Arch. f. Hyg. **36**, 203 (1899).

und „Exiccose" geprägt worden sind (BRÜNINGS[1]). Es ist sehr gewagt, diesen auf einzelne Menschen mit vielleicht gesteigerter Disposition zur Erkrankung der Luftwege passenden Beobachtungen Allgemeingültigkeit zuzusprechen. Bisher hat sich für die Luftfeuchtigkeit noch keine sichere schädliche *untere* Grenze ermitteln lassen, und selbst bei schwerer körperlicher Arbeit in hochwarmer Luft und mit erheblichen Schweißverlusten sind Luftfeuchtigkeiten von nur etwa 20 % dauernd ohne gesundheitlichen Schaden vertragen worden. Die große Lufttrockenheit bekannter Erholungs- und Kurorte (Riviera ponente, Ägypten), wo die Luftfeuchtigkeit auf Werte von unter 10 % fällt und sich oftmals tagsüber nicht über 30 % zu erheben pflegt, spricht ebenfalls nicht für die generelle Richtigkeit solcher Auffassungen. Die beobachtete Trockenheitswirkung geht auf andere Ursachen zurück, wofür zumindest im geheizten Raum zu hohe Umgebungstemperaturen als nächstliegend in Betracht kommen (Überheizung). Sie begünstigen erfahrungsgemäß den Übergang von der Nasenatmung zur Mundatmung, was besonders in staubiger Luft ein gewisses Trockenwerden der Mund- und Rachenschleimhäute mit häufig sehr lästig empfundener Reizwirkung auslöst

3. Wärmestrahlung.

Für den Wärmeaustausch durch Strahlung ist die Temperatur, Feuchtigkeit und Bewegungsstärke der Zwischenluft praktisch bedeutungslos. Die Wirkung sämtlicher Strahlen auf den menschlichen Körper beruht auf ihrer Absorption. Der Wärmeübergang am Körper ist sowohl von den Hautbezirken als von der Kleidung abhängig, die in der üblichen Art ein gutes Absorbens für die Sonnen- und Himmelsstrahlung ist. Da der Mensch keinen, analog dem Auge differenzierten Nervenendapparat in der Haut hat, empfindet er bei gleicher Wärmemenge Einstrahlung von Sonnen- oder Ofenwärme nicht unterschiedlich (v. GONZENBACH[2]). Die gewöhnlich unbekleideten Hautstellen (Kopf, Gesicht, Hände) sind bevorzugte Indikatoren für das Wärmegefühl.

In unserem Klima sind die Gegenstände der Umgebung meist kühler als die menschliche Oberfläche, so daß der Körper mehr Wärme durch Strahlung verliert als empfängt. Allerdings gibt es sowohl im Freien als auch im geschlossenen Raum Bedingungen, die diesen Wärmefluß umkehren. Die Wirkung einer warmen Fläche auf eine andere, kältere hängt von der Temperaturdifferenz zwischen beiden Flächen ab sowie von ihren Entfernungen und Abmessungen. Diese beiden letzten Abhängigkeiten werden durch das Winkelverhältnis oder die Einstrahl-

---

[1] BRÜNINGS: Verh. 93. Vers. Naturforscher u. Ärzte 1935, 122, Berlin: Springer u. Dtsch. med. Wschr. 62, 668 (1936).
[2] v. GONZENBACH: Gesundh.-Ing. 61, 557 (1938).

zahl ausgedrückt. Die Einstrahlzahl (KOLLMAR[1]) ist eine unbenannte, geometrisch abgeleitete Größe, die angibt, wie eine bestimmte Fläche von einer anderen oder umgekehrt optisch wahrzunehmen ist und drückt das reziproke Verhältnis der von einer Oberfläche ausgehenden Strahlungswärme zu der auf einer anderen beliebig dazu liegenden Oberfläche auftreffenden Strahlung aus. Ihr Höchstwert 1 bedeutet, daß die gesamte ausgestrahlte Wärme auf die andere Fläche auftrifft (Fall zweier konzentrisch umeinander gelegter Voll- und Hohlkugeln). In einem Würfel mit nur einer strahlenden Wärmefläche erhält jede der fünf anderen Flächen nur 20%, was einer Einstrahlzahl von 0,2 entspricht.

Zur Errechnung der Gesamtstrahlung des Körpers nach der STEPHAN-BOLTZMANNschen Formel darf angenommen werden, daß die menschliche Haut für das Gebiet des langwelligen Ultrarots praktisch schwarz ist. Die relative Strahlungszahl für Temperaturstrahlung in senkrechter Richtung beträgt für lebende, unbehaarte Europäerhaut $0,954 \pm 0,004$ des idealen schwarzen Körpers (BÜTTNER[2]). Zur angenäherten Berechnung der Strahlungsabgabe kann die folgende Formel benutzt werden:

$$S = 5,4 \cdot (t_H - t_U),$$

worin S die stündliche je m² Körperoberfläche abgegebene Wärmemenge in kcal, t_H die mittlere Temperatur der Körperoberfläche und t_U die der umgebenden Gegenstände bedeutet. Diese Vereinfachung des STEPHAN-BOLTZMANNschen Gesetzes ist zulässig, weil sich bei der Umrechnung auf absolute Temperaturen nur verhältnismäßig sehr kleine Unterschiede für die einzusetzenden Oberflächentemperaturen ergeben.

Die der Erde von der Sonne zugestrahlte Wärmemenge beträgt am Rande der irdischen Lufthülle, d. h. praktisch in einer Höhe von 300 km, annähernd 1,940 cal/cm² min (Solarkonstante). Von dieser Strahlung erreicht im Mittel über die ganze Nordhalbkugel als direkte Strahlung den Erdboden nur 30%.

An den sichtbaren Teil des elektromagnetischen Spektrums mit den Wellenlängen von $0,4-0,8 \mu$ schließen sich an die langwelligen roten Lichtstrahlen die unsichtbaren, als *Ultrarot* bezeichneten Strahlen von noch größerer Wellenlänge an, die physikalisch und chemisch wenig wirksam sind, sich aber durch Erwärmung besonders bemerkbar machen. Die Wellenlänge der vom Menschen selbst am meisten ausgesandten Strahlung ist in dem für seine Oberfläche wichtigen Tem-

---

[1] KOLLMAR, A.: Die Strahlungsverhältnisse im beheizten Wohnraum. München: R. Oldenbourg 1950.

[2] BÜTTNER: Strahlentherapie **58**, 345 (1937).

peraturbereich zwischen 30 und 40° bei 9,5 μ berechnet worden (BOHNENKAMP[1]).

Bezüglich des unterschiedlichen Verhaltens der Haut gegenüber der Absorption, Reflexion und Eindringungsfähigkeit von Strahlen der verschiedenen Spektralbezirke besteht da besonderes physiologisches Interesse, wo es sich nicht um unsichtbare Wärmestrahlung handelt, sondern Strahler mit Glühvorgängen bei hohen Temperaturen und entsprechenden Lichtwirkungen wirksam sind. Strahlen von 0,7—1,4 μ dringen verhältnismäßig tief in die Haut ein; dieses kurzwellige Ultrarot wird für die Linsentrübung bei Glasbläsern verantwortlich gemacht. Längere Wellen von 2,4—3 μ, die fast gar nicht mehr in die Haut eindringen, lösen Wirkungen aus, der die als Thermoregulation dienende Reflexe gedeutet werden. Wird nämlich eine beliebige Hautstelle mit diesem langwelligen Ultrarot bestrahlt, so tritt eine auf Kapillarerweiterung beruhende Verengung der Nase ein, während Hautkühlung und Bestrahlung mit kurzwelligem Ultrarot das Gegenteil bewirkt. Das bedingt im ersten Fall eine Behinderung der Nasenatmung, wie sie von dem häufig gleichzeitig damit auftretenden Schwüle- und Muffigkeitsempfinden in überheizten Räumen her bekannt ist (HILL, VAN DISHOECK[2], LEHMANN[3]). Durch hautkühlende Luftbewegungen oder durch Zuschaltung leuchtender Wärmequellen kann das behoben werden. Diese Beobachtungen sprechen u.a. dafür, daß das Schwülegefühl nicht ausschließlich von ungünstigen Temperatur- und Feuchtigkeitsbedingungen verursacht wird, sondern daneben Eingriffe in den Strahlungshaushalt des Körpers mitsprechen. Bei vollkommen gesunden Versuchspersonen ändert sich der Schwellungszustand ihrer Nasenschleimhäute, wenn in hohen oder niedrigen Umgebungstemperaturen die Behaglichkeitsgrenzen überschritten wurden (BACHMANN[4]).

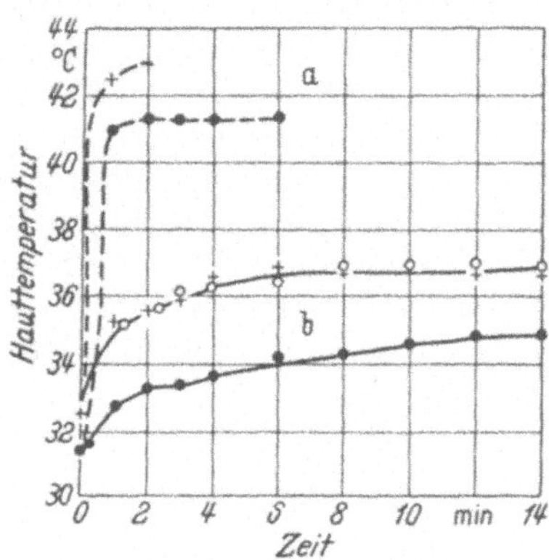

Abb. 9. Hauttemperatur und Wärmezustrahlung.

a) Wärmezustrahlung 1,5 cal/cm² min
b) Wärmezustrahlung 0,5 cal/cm² min
bei gleicher Umgebungstemperatur
von 19° (nach LIESE).

---

[1] BOHNENKAMP: Kongreßber. Verhandlg. Dtsch. Ges. f. inn. Med., Wiesbaden 193d.

[2] DISHOECK: J. of Hyg. **35**, 185 (1935) u. **36**, 602 (1936).

[3] LEHMANN: Arb. physiol. **10**, 418 (1939).

[4] BACHMANN: Arch. f. Hyg. **102**, 263 (1929).

Wärmemengen von etwa 1,5 cal/cm² min lösen an umgrenzt bestrahlter Hautstelle bereits so starkes Schmerzgefühl aus, daß die Bestrahlung nur wenige Minuten ausgehalten werden kann (RUBNER[1], LIESE[2]). Selbst stark schmerzende Erwärmung der Haut klingt nach Schluß wieder rasch ohne auffällige Folgeerscheinungen im Gegensatz zu den Ultraviolettstrahlen am kurzwelligen Ende des sichtbaren Gebietes ab, die je nach dem Spektralbezirk und der Dosierung günstige oder schädliche biologische Nachwirkungen entfalten. In der Abb. 9 ist der Ablauf eines Versuches bei Messung der Hauttemperatur zusammengestellt worden.

Heraufsetzung der Hauttemperatur durch Wärmestrahlung um etwa 1,5° verursacht ausgesprochenes Wärmegefühl, solche von etwa 3° schon lästiges Hitzegefühl. Milde und dauernd angenehm empfundene Durchwärmung des Gesichts pflegt nur bei Wärmezustrahlung einzutreten, die nicht wesentlich höher als 0,05 cal/cm² min ist. Dieser Wert besitzt u. a. auch für die Bemessung von Deckenheizungen in Gebäuden grundlegende praktische Bedeutung, da er für die Gestaltung der Einstrahlungsbedingungen (Abstand von der Decke, Einstrahlungswinkel) maßgebend ist.

4. Andere Einflüsse.

Hierzu rechnen Luft- und Winddruck, Helligkeit, luftelektrische, photochemische Einflüsse (Pigmentation), ferner die Wirkung von Staub, Gasen und schädlichen Dämpfen usw.[3]. Alle diese Faktoren sind, solange sie nicht unmittelbar gesundheitlich schädlich wirken[4], als alleiniger oder zusätzlicher Einfluß nicht immer leicht abzuschätzen. Manche behaupteten Einflüsse strahlungsspezifischer, luftelektrischer oder luftchemischer Art scheinen mitunter die Grenze zwischen Aberglaube und echtem Phänomen zu überschreiten.

Die in der Luft vorhandenen festen Teilchen verschiedensten Durchmessers machen den Begriff des *Aerosols* aus. Die kleinsten Teilchen von 10^{-7} bis 10^{-6} cm Radius lassen sich am besten durch ihre elektrischen Ladungen und die Teilchen von 10^{-6} bis 10^{-5} cm Radius durch ihre Wirksamkeit als Kondensationskeime[5] beim Niederschlag des

---

[1] RUBNER: Arch. f. Hyg. **23**, 87 (1895).

[2] LIESE: Z. Hyg. **122**, 430 (1939).

[3] Vgl. W. LIESEGANG: Die Reinhaltung der Luft in Erg. d. ang. physikal. Chem. Herausg. v. LEBLANC **3**. Leipzig: Akadem. Verlagsanst. m. b. H. 1935.

[4] ESMARCH, E. v.: Hyg. Taschenbuch. Berlin, Göttingen, Heidelberg: Springer 1950.

[5] Im Hinblick auf die infolge der Einatmung möglichen pharmakologischen und biologischen Wirkungen der Kondensationskerne dürfte dafür die Bezeichnung „Ultrastaub" vielleicht begriffsklarer sein, weil damit auch der Zusammenhang mit dem eigentlichen Staub deutlicher wird.

atmosphärischen Wasserdampfes zu Tröpfchen nachweisen. Die größeren Teilchen als 10^{-5} bedingen die atmosphärische Trübung, aus deren Messung Schlüsse auf die Größenverteilung der Teilchen gezogen werden können. Noch gröbere Teilchen werden direkt mechanisch erfaßt, indem der Staubgehalt eines bestimmten Luftvolumens niedergeschlagen und mikroskopisch gezählt wird. Die großen Schwebeteilchen, Nebeltröpfchen oder Wolkenelemente haben bereits Durchmesser von einigen μ. Inwieweit u.a. das von CURRY entdeckte Aran, worunter mehratomiger Sauerstoff verstanden wird, als wissenschaftliches Forschungsergebnis ein anderes Schicksal haben wird als die alte Lehre vom Miasma für die hygienische Forschung oder das Kenotoxin (Ermüdungsgift) für die Ermüdungslehre, muß heute noch offen bleiben (CAUER[1]). Andererseits steht allerdings fest, daß das vegetative oder lebenserhaltende Nervensystem von den klimatischen Umgebungseinflüssen im weitesten Sinne in Mitleidenschaft gezogen wird, so daß ein Einfluß heute noch nicht exakt faßbaren Faktoren im Bereich des Möglichen liegt. Die mit der Lösung solcher Fragen verbundenen methodischen Schwierigkeiten zeigt das Beispiel der luftelektrischen Elemente (Potentialgefälle, elektrische Leitfähigkeit der Luft). Während von der einen Seite das Vorhandensein ihrer Einflüsse schon für den gesunden Menschen als sehr wahrscheinlich hingestellt worden war, bewiesen umfangreiche negativ ausgefallene Versuche amerikanischer Forscher über den Einfluß von Zahl und Art der Luftionen (YAGLOU u.a.[2]) das Gegenteil. Bei der experimentellen Bearbeitung derartiger Probleme muß außer den objektiven Wirkungsanzeigen (z.B. Pulszahl, Blutdruck, Einfluß auf das Blutbild u.ä.) oft auch die Befragung der Versuchsperson über das Auftreten oder Verschwinden bestimmter persönlicher Empfindungen mitverwertet werden. Fehlschlüsse sind dann mit einiger Sicherheit nur zu vermeiden, wenn die einzelnen Versuche oft wiederholt und viele Versuchspersonen herangezogen werden können. Es ist schwierig zu entscheiden, ob bei Versuchsanstellungen mit psychophysischem Einschlag negative oder positive Ergebnisse als beweiskräftiger gelten sollen. Bei den luftelektrischen Versuchen am Menschen scheinen die negativ ausgefallenen Versuche bisher mehr Vertrauen zu verdienen (FERVERS[3], LIESE[4]).

5. Klimatische Anpassung, Erträglichkeitsgrenzen.

Für die Beurteilung gesundheitlicher Beeinträchtigung durch klimatische Einflüsse spielt die Akklimatisation eine große Rolle. Die z.B.

---

[1] Dr. MANFRED CURRYs Bioklimatik — eine Diskussion. Berlin-München: Urban & Schwarzenberg 1949.   [2] YAGLOU: J. ind. Hyg. **15**, 341 (1933).

[3] FERVERS: Dtsch. med. Wsch. **60**, 1876 (1934).

[4] LIESE: Gesundh.-Ing. **61**, 495 (1938).

beihitzetrainierten Personen veränderte Reaktionslage ermöglicht es dem Organismus, Hitzewirkungen leichter und länger zu ertragen. Das gilt nicht nur für extreme Klimabedingungen, sondern auch für solche gewöhnlicher, jahreszeitlicher Rhythmen wie beispielsweise der Lufttemperatur (S.6). Die Reaktion des Menschen auf Wärme ist unter winterlichen anders als unter sommerlichen Bedingungen. Der Verlauf der Rektaltemperatur und des Pulsschlages (Abb.10) zeigt deutlich, daß die sich aus der Wärmeregelung bei der Einstellung auf höhere Temperaturen für den Körper ergebende Gesamtbeanspruchung im Winter größer ist als im Sommer, wo der menschliche Körper, wie es auch der Verlauf der Hauttemperatur verrät, an ein höheres Wärmeniveau angepaßt ist.

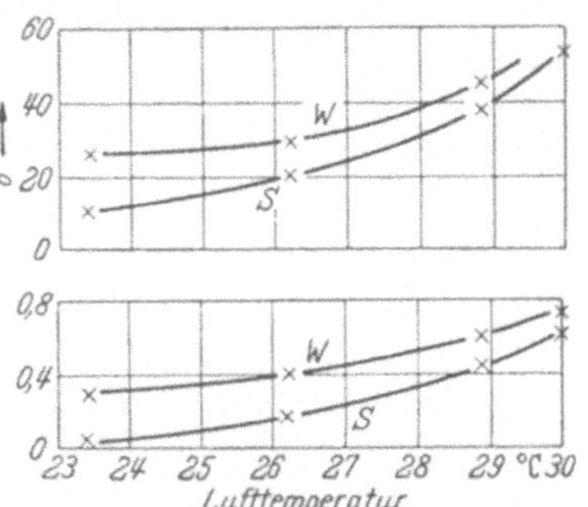

Abb.10. Jahreszeit und Wärmeanpassung. W = Winter, S = Sommer, a = Rektaltemp., b = Pulsschlag (nach HOUGHTEN[1]).

Das ändert sich freilich, wenn eine bestimmte Temperatur überschritten wird und der Körper an die Grenzen seiner physikalischen Wärmeregulation kommt. Die Unterschiede beginnen deshalb sich bei Temperaturen etwa ab 30°C zu verwischen.

Andere Versuche zeigten, daß die jahreszeitliche Niveaulage z.B. der Hauttemperatur innerhalb gewisser Temperaturgrenzen vom Organismus gewahrt werden kann (MacLEAN u. PATRIDGE[2]). Die in der Zahlentafel 8 verzeichneten Hauttemperaturen im Sommer und Winter bei Aufenthalt in einer Raumluft von 21,6 und 23,3°C lassen bei den beiden Versuchspersonen im Sommer überhaupt keine und im Winter nur eine relativ geringe Reaktion auf die höhere Umgebungslufttemperatur erkennen.

Zahlentafel 8.

| Versuchs- person | Hauttemperatur in °C | | | |
| | im Sommer bei | | im Winter bei | |
	21,6°	23,3°	21,6°	23,3°
A	33,0	32,5	28,4	28,8
B	32,5	32,5	28,6	29,4

Derartige Anpassungserscheinungen sind aus dem Leben von Europäern unter tropischen Verhältnissen her vielfach bekannt und bei ihnen festgestellte Abweichungen der Körpertemperatur und des Pulsschlages

---

[1] HOUGTEN: Heat. Tip. Air Cond. **12**, 139 (1940).

[2] MacLEAN u. PATRIDGE: Amer. J. ind. Hyg. **22**, 224 (1940) u. GLASER: Amer. J. of Physiol. **110**, 330 (1949).

von der Norm brauchen nachgewiesenermaßen keine pathologische Ursache zu haben. An Personen, die in Somaliland bei einer Lufttemperatur von 30—35°C und einer Luftfeuchtigkeit von 60—70% lebten, wurden in fast 30% Achselhöhlentemperaturen gefunden, die 37°C überstiegen. Pulsbeschleunigungen waren keine Seltenheit. Wiederholte Untersuchungen solcher Personen ergaben völlig einwandfreien Gesundheitszustand. Für weitere Beobachtungen und Versuché ist hier noch viel Raum.

Überanstrengungen der Wärmeregulation bis knapp vor einem drohenden Zusammenbruch benötigen zumindest einige Tage der Ruhe, bevor der Körper erneute Hitzebelastung vertragen kann. Röntgenologische Feststellungen an Hitzearbeitern ergaben eine auffällig hohe Zahl mit sehr großem Herzen (STRAUSS u.a.[1]).

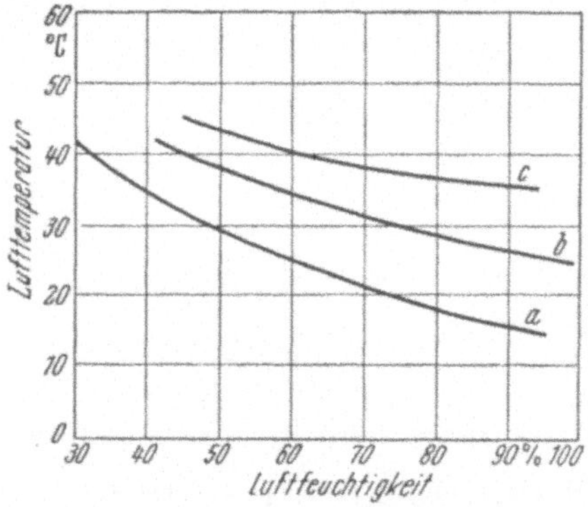

Abb. 10a. Grenzbedingungen.

a) Verbesserte Schwülekurve (nach CASTENS-LANCASTER-RUGE) b) Leistungsabfall bei schwerer körperlicher Arbeit (nach EHRISMANN-HASSE) c) Erträglichkeitsgrenze (nach WEZLER-THAUER).

In heißer, trockener Luft bis zu 35°C und sogar noch darüber wird körperliche Arbeit geleistet, ohne daß bis dahin eine bestimmte Temperaturgrenze festgestellt werden konnte, oberhalb der ein auffälliges und markantes Absinken der Leistungsfähigkeit eintritt. Kurzdauernd kann noch bei 50—60°C ohne gesundheitlichen Schaden gearbeitet werden, sofern es sich um sehr trockene Luft handelt. Die Erträglichkeitsgrenzen liegen wesentlich tiefer, wenn es sich um mehr oder weniger feuchte Luft handelt (Abb. 10a). Schon aus rein wärmephysiologischen Überlegungen folgt, daß feuchtigkeitsgesättigte Luft von Körpertemperatur praktisch keine Wärmeentlastung für den Körper bieten kann, weil sie zu ausreichender Aufnahme von Wasserdampf nicht mehr fähig ist. Der Körper kann nur mit Heraufsetzung seiner Temperatur reagieren. In feuchtigkeitsgesättigter Luft liegen die überhaupt noch erträglichen Grenztemperaturen bei 35—38°C. Bei mittleren Feuchtigkeitsgehalten werden bis zu etwa 10° höhere Temperaturen vertragen. Gegenüber Ruhe verschiebt sich die Erträglichkeitsgrenze bei mittelschwerer körperlicher Arbeit um etwa 3° nach unten (WEZLER-THAUER[2]).

---

[1] STRAUSS: Klin. Wschr. 12, 499 (1933).
[2] WEZLER u. THAUER: Luftfahrt-Med. 8, 224 (1943).

6. Behaglichkeitsmessungen.

Behaglichkeit ist Ausdruck der Harmonie zwischen dem Menschen und seiner Umwelt, im engeren thermischen Sinn zwischen ihm und seinem Umgebungsklima. Ihr Zustandekommen ist an die vorher erörterten biophysikalischen und seelischen Voraussetzungen gebunden.

Von einem physikalisch exakt gekennzeichneten Luftzustand kann nicht ohne weiteres auf das Verhalten des Körpers geschlossen werden. Es besteht hier keine allgemeingültige oder im mathematischen Sinne stetige Beziehung, weil der menschliche Körper nicht einfach reagiert, sondern nach eigener Gesetzmäßigkeit reguliert. Die Regulierungsfähigkeit ist je nach Alter und Geschlecht bei den einzelnen Menschen verschieden, was sich teils durch die Körperbeschaffenheit, teils durch persönliche Mängel in der regulatorischen Anpassung, teils durch Abhärtung ergibt. Menschen mit gut durchbluteten Hautgewebe stellen sich häufig anders auf einen Abkühlungsreiz ein als etwa anämisch Kranke mit schlecht durchbluteter Haut. Robuste Körper haben für ihre Körpertemperatur meist ein ausgesprochenes Beharrungsvermögen, während neuropathische Personen recht thermolabil sein können. Als Disposition zur Erkrankung und als häufig letzte Krankheitsauslösung sind Abkühlungsschäden bekannte wirksame Faktoren. Dabei spielt das vegetative oder lebenserhaltende Nervensystem hinein, das seinerseits wieder von klimatischen Einflüssen nachweisbar in Mitleidenschaft gezogen wird. Stärkere Störungen im Wärmeausgleich bringen überraschend regelmäßig Schwächung des physiologischen Widerstandes des Körpers mit sich, die z.B. auf die Entstehung von Infektionskrankheiten maßgeblichen Einfluß haben. Die banalen Erkältungskrankheiten sind in ihrer allgemeinen Erscheinung ein Beweis für die gleichsinnige, fast regelmäßige gesundheitsschädliche Wirkung bestimmter ungünstiger Klimaverhältnisse.

Diese im Begriff des lebendigen Lebens für jede objektive Behaglichkeitsfestlegung einbeschlossenen Prämissen sind durch folgende, gut fundierte Erfahrungstatsachen zu ergänzen:

a) Es ist unbestreitbar, daß die Lufttemperatur für den menschlichen Wärmehaushalt allergrößte Bedeutung besitzt, so daß ihre Messung mit dem gewöhnlichen Thermometer keine schlechte Behaglichkeitsbeurteilung abgibt. Neben der Lufttemperatur ist die Temperatur der umgebenden Flächen (Raumumschließungen, Heizquellen, Einrichtungsgegenstände, bzw. im Freien Erdboden, Wolken) von erheblicher Bedeutung, so daß besonders im geschlossenen Raum die mittlere Strahlungstemperatur zur eigentlich bestimmenden Größe werden kann.

b) Der Wasserdampfgehalt der Luft hat zwar ziemlich verwickelte Rückwirkungen auf den menschlichen Wärmehaushalt und damit auf die Behaglichkeit. Es steht aber fest, daß hohe Luftfeuchtigkeit sich auf den Körper stets erschwerend auswirkt. Das gilt nicht erst für den Begriff der Schwüle, sondern schon bei mittleren Temperaturen und besonders aber dann, wenn infolge Arbeitsleistung eine Steigerung der Wärmebildung eintritt.

c) Ruhende (stagnierende) Luft, wozu noch die geringen Luftbewegungen zählen, die für gewöhnlich „ruhige Luft" genannt werden, ist besonders unter den allgemeinen Bedingungen meistens wenig behaglich, wie sie im warmen, geschlossenen Raum leicht herrschen können. Das Atmen im Freien wird nicht aus Gründen verschiedener chemischer Zusammensetzung der Luft gegenüber dem Atmen in selbst guter Raumluft angenehmer empfunden, sondern deshalb, weil draußen das unaufhörliche An- und Abschwellen der Luftbewegung für die Hautnerven ein überaus günstiger Reiz zur Regelung der Blutfülle der Haut ist, die einen wichtige Voraussetzung für eine angenehm empfundene Entwärmung abgibt („lebendige Luft"); in der englischen Literatur findet sich die treffende Bezeichnung „freshness".

Für den normal bekleideten Menschen im Zustand der Ruhe oder bei leichter körperlicher Arbeit würde nichtstagnierende, zugfreie Luft von Temperaturen zwischen etwa 15 und 25°C bei oberer Begrenzung ihrer relativen Feuchtigkeit unterhalb von maximal 80% ungefähr das Wärmemilieu bedeuten, das ihm eine glatte physikalische Wärmeregulierung erlaubt, ohne die Vernichtung von Überschußwärme in nennenswerter Weise durch fühlbar werdende Schweißverdunstung zu erzwingen.

Innerhalb dieser Grenzen haben solche Versuche ihre größten Erfolgsaussichten, die mit Hilfe von objektiven Maßstäben auf eine allgemein gültige, zahlenmäßige Festlegung der Behaglichkeit abzielen. Dabei dürfen freilich niemals die individuellen Unterschiede der menschlichen Wärmeregulation unberücksichtigt bleiben, so daß Behaglichkeitsdiagramme kaum unter dem Bild eines einfachen Linienzuges darstellbar sind, sondern richtiger die Form von mehr oder weniger breiten Behaglichkeitssäumen, besser von klar umgrenzten Behaglichkeitszonen haben müssen. Auch so kann noch keine generelle praktische Brauchbarkeit erwartet werden. Der Aufenthalt im Freien bietet ganz andere allgemeine Voraussetzungen für das Leben als der umbaute Raum und dies hier und dort für Arbeit verschiedener Schwere. Bioklimatische Zielsetzungen erfordern also andere Überlegungen als allgemeinhygienische oder gesundheitstechnische Absichten. Der Charakter als Wohn- und Aufenthaltsraum, als Versammlungsraum, als gewöhnlicher Arbeitsraum, als Betriebsraum usw. verlangt den speziellen Raumgattungen angepaßte Behaglichkeitsansprüche, die in den gemäßigten Klimazonen natürlich wieder anders als in den tropischen Zonen oder in den Polarzonen sind. Daher können beispielsweise weder auf amerikanische Klima- und Lebensverhältnisse zugeschnittene, ja nicht einmal die gemäß der diesbezüglichen englischen oder französischen Bedingungen fixierten „komfortklimatischen" Grenz- und Bestwerte ohne weiteres von uns übernommen werden.

Die Forschung hat auch hier ihre Impulse von der Methodik bekommen. Besonders befruchtend ist die durch die Einführung der Psychrometer sehr verfeinerte Hygrometrie gewesen, mit der Begriffe wie Äquivalenttemperatur, Gesamtwärmeinhalt, Pröttemperatur, Sättigungsdefizit, physiologisches Sättigungsdefizit usw. verknüpft sind. Wie nützlich diese für Teilfragen im einzelnen gewesen sind, so ist doch ihr Wert als bioklimatische Kriterien entgegen noch heute gelegentlich vertretenen Ansichten sehr gering. Anders ist es bei den Schwülekurven, die wegen ihres Grenzwertcharakters zwar schon nicht mehr zu den eigentlichen Behaglichkeitsmaßstäben zu rechnen sind, aber erhebliche Bedeutung für bestimmte praktische Zwecke besitzen. Ein echter komfortklimatischer Maßstab aus dieser Gruppe ist die in Amerika zu verbreiteter Anwendung gekommene effektive Temperatur. Sie ist über das ursprüngliche Verfahren der Zuordnung von behaglicher Temperatur und Feuchtigkeit der Luft, die wegen des Bezugs der Empfindung ausgerechnet auf gesättigte Luft von vornherein problematisch war, hinterher verschiedentlich verbessert und erweitert worden, und neue Veröffentlichungen über die „korrigierte" Effektivtemperatur zeigen, daß in Amerika weiter daran gearbeitet wird.

Die effektive Temperatur gehört zu den komplexen Temperaturbegriffen, bei denen nicht nur ein einzelner, sondern mehrere Klimafaktoren in ihrer Gesamtwirkung auf den Menschen erfaßt werden. Weitere Repräsentanten sind die resultierende Temperatur (Frankreich), die gleichwertige (Eupatheoskop-) Temperatur (England) und die Abkühlungsgrößen (Deutschland, England). Die effektive Temperatur ist ihrem Wesen nach noch ein Kombinationsverfahren, da sie aus der Messung der Lufttemperatur und der relativen Luftfeuchtigkeit ermittelt wird. Man hat darüber hinaus versucht, die einzeln gemessenen Werte für die Temperatur und die Feuchtigkeit noch durch Hinzunahme der Luftbewegung abzurunden und diese drei Größen durch eine Gleichung miteinander zu verknüpfen.

In gewissem Sinne hat das VINCENT[1] schon 1890 versucht, als er auf Grund von über 300 Einzelmessungen seine bekannte Formel

$$t_H = 26,5 + 0,3\,t_L + 0,2\,E - 1,2\,w$$

aufstellte.

---

[1] VINCENT: Ciel et Terre, 1890.

Hierin bedeutete

t_H = die am Daumenballen mittels Quecksilberthermometer gemessene Hauttemperatur,
t_L = die Lufttemperatur,
E = die Differenz zwischen gewöhnlichem und geschwärztem Thermometer,
w = die Geschwindigkeit in m/s.

Die Luftfeuchtigkeit tritt in seiner Formel nicht in die Erscheinung, weil VINCENT keinen derartigen Einfluß feststellen konnte.

Diese Formel ist später von REICHENBACH und HEYMANN[1] mit verbessertem Meßverfahren (thermoelektrische Messung) und auch kritisch überprüft worden. Sie kommen zu dem Schluß, daß zwischen Lufttemperatur und Stirntemperatur nur dann eine gesetzmäßige Abhängigkeit besteht, wenn physiologische Einflüsse möglichst ausgeschaltet sind. Die von ihnen angegebene Formel lautet

$$t_H = a + b\,t_L\,,$$

worin

t_H = die an der Stirn gemessene Hauttemperatur,
t_L = die Lufttemperatur und
a und b = zwei Konstanten bedeuten, die für zwei Versuchspersonen zu 25,8 und 25,0 bzw. 0,30 und 0,34 bestimmt worden sind.

Weitergehend ist der Versuch von D. VAN ZUILEN[2]. Er hat die folgende Behaglichkeitsformel aufgestellt:

$$S = 7{,}83 - 0{,}1\,t_l - 0{,}0968\,t_w - 0{,}0372\,p + 0{,}0367\,\sqrt{v}\,(37{,}8 - t_l)\,,$$

worin

S = Behaglichkeit,
t_l = Lufttemperatur (0,5 m über dem Fußboden gemessen),
t_w = mittlere Wandtemperatur,
p = Dampfdruck in mm Hg und
v = Luftgeschwindigkeit in m/s bedeutet.

Bei den sich ergebenden Zahlenwerten für S bedeuten 1 = viel zu warm, 2 = zu warm. 3 = behaglich warm, 4 = behaglich, 5 = behaglich kühl, 6 = zu kalt und 7 = viel zu kalt. Diese Behaglichkeitsstufen sind durch Messungen in Wohnräumen und Kollegsälen geprüft worden und ergaben eine befriedigende Übereinstimmung zwischen der Behaglichkeitsgleichung und den Bekundungen der Rauminsassen. Die Behaglichkeitszone im weiteren Sinne umfaßt also Werte von 3 bis 5. Die Verknüpfung von Zahl und Empfindung geschieht entweder durch Befragung der Menschen oder durch eine gemessene physiologische Größe etwa der Stirntemperatur oder der mittleren Oberflächentemperatur des Menschen. Das zweite Verfahren ist grundsätzlich besser.

Abgesehen von der effektiven Temperatur brauchen die anderen komplexen Temperaturbegriffe nicht aus Einzelmessungen zusammen-

[1] REICHENBACH u. HEYMANN: Z. Hyg. **57**, 1 (1907).
[2] D. VAN ZUILEN: Warmtechn. (Holland) **10**, 84/88 u. 91/94 (1939).

gesetzt zu werden, sondern sind Meßergebnisse mit Spezialinstrumenten. Sie stellen wirkliche Klimasummengrößen dar. Durchgesetzt haben sich bisher die Katathermometer (HILL), das resultierende Thermometer (MISSENARD) und registrierende Geräte von der Art des Frigorimeters (THILENIUS-DORNO) und des Frigorigraphen (PFLEIDERER-BÜTTNER). Lediglich vom feuchten Katathermometer und vom resultierenden Thermometer könnte aber mit gewissem Recht behauptet werden, daß sie eine tatsächlich universelle Klimasummengröße liefern. Die Theorie dieser Instrumente ist aber recht verwickelt, und es ist bisher zu keiner praktisch brauchbaren Verknüpfung zwischen Meßergebnis und Empfindung gekommen. Die Messungen mit den anderen Geräten benötigen immer gewisse Begrenzungskautelen, d.h. entweder eine Korrektur für die nicht genügend miterfaßte Luftbewegung, für die nicht richtig wiedergegebenen Strahlungseinflüsse oder für das Versagen gegenüber dem Einfluß der Luftfeuchtigkeit. Einer dieser Faktoren muß praktisch als Einflußgröße entweder ausscheiden bzw. innerhalb solcher Grenzen liegen, die ihn für die Behaglichkeit praktisch irrelevant machen. Beim Katathermometer hat sich erwiesen, daß die mit ihm gemessene Abkühlungsgröße durch Hinzunahme der Lufttemperatur präziser wird, was die Erfahrungen mit den entsprechend entwickelten Behaglichkeitsziffern bestätigt haben. Das alles wäre auch zu berücksichtigen, wenn die mit den verschiedenen Instrumenten gemessenen Werte untereinander verglichen oder miteinander in Beziehung gebracht werden sollen (vgl. S.56).

Mit einem Instrument eine Klimasummengröße messen zu können, die in weiten Grenzen die ganze im Behaglichkeitsbegriff liegende Harmonie zwischen Mensch und klimatischer Umwelt widerspiegelt, ist bisher nicht möglich geworden und wird es auch nicht werden, weil tote Materie und lebendiger Körper zu grundverschieden sind. Die dem Problem gewidmete Forschungsarbeit hat aber zu schönen Ergebnissen geführt, weil sie objektive und allgemeinverbindliche Aussagen über das Behaglichkeitsgefühl zu machen erlaubt, sofern Anwendung und Erwartung überlegt begrenzt wird.

III. Temperaturbegriffe, Meßverfahren und Behaglichkeitsmaßstäbe.

1. Thermometrie.

Die Messung mit Thermometern erlaubt die Bestimmung von Lufttemperaturen (Trocken- und Naßtemperatur) und Strahlungswärme.

a) *Trockentemperatur.* Das gewöhnliche Thermometer spricht nur auf die trockene Wärme der Luft an, so daß in exakter Ausdrucksweise die Trockentemperatur der Luft gemessen wird. Ihre genaue Bestimmung verlangt Quecksilber-Einschlußthermometer mit Strahlungsschutz, um die durch Strahlungseinflüsse aus der Umgebung verursachten Strahlungsfehler zu verhüten. Ein wirksamer Strahlungsschutz kann durch einen metallisch glänzenden Schutzmantel mit ausreichend bemessenen Luftzutrittsöffnungen oder besser noch durch Versilberung des Thermometergefäßes geschaffen werden. Bei der Messung sind als wichtigste Fehlerquellen der sog. tote Gang und die Parallaxe zu vermeiden. Jener kann durch leichtes Beklopfen des Thermometers kurz vor der Ablesung, diese nötigenfalls durch Verwendung von Spiegel und Lupe vermieden werden. Man hält zu diesem Zweck hinter das Thermometer möglichst parallel zur Kapillare einen Spiegel und bringt das Spiegelbild des Auges in Höhe der Quecksilberkuppe. Bei Lupenablesung muß der Meniskus in der Mitte des Gesichtsfeldes erscheinen und das Auge so gerichtet werden, daß der dem Meniskus nächstliegende Teilstrich der Skala als gerade Linie erscheint, während die darüberliegenden nach oben, die darunterliegenden nach unten gekrümmt sind. Auseinandergerissene Quecksilberfäden werden meist durch zwei- bis dreimaliges Schleudern wieder vereinigt. Messungen der Trockentemperatur, die in Verbindung mit dem Katathermoneter (S. 69) ausgewertet werden sollen, müssen an derselben Stelle auf $1/_{10}°$ genau gemacht werden. Es empfiehlt sich, insgesamt vier Messungen mit beiden Instrumenten hintereinander abwechselnd vorzunehmen, die zusammengehörigen Zahlenpaare auszuwerten und erst dann den Endwert durch Mittelung zu errechnen. Können die Messungen am selben Stativ mit Doppelarm gleichzeitig gemacht werden, so müssen die Instrumente etwa 20 cm voneinander entfernt hängen.

b) *Naßtemperatur.* Wird das Thermometergefäß mit feuchtgehaltener Gaze oder Musseline umhüllt, so wird diesem Instrument eine bestimmte Wärmemenge durch Wasserverdunstung entzogen. Es zeigt daher bei den meist herrschenden Luftzuständen eine Temperatur an, die tiefer liegt als die Trockentemperatur und zum Unterschied davon Naßtemperatur der Luft genannt wird. Maßgebend für die Größe des Wärmeentzuges durch Verdunstung und daher auch für die sich einstellende Naßtemperatur sind außer der Temperatur und der relativen Feuchtigkeit der Luft noch Strahlungseinflüsse aus der Umgebung und die Stärke der Luftbewegung. Als Behaglichkeitsmaßstab hat sich die Naßtemperatur gegenüber der Trockentemperatur von weit geringerer Bedeutung erwiesen. Sie scheint mit gewissem Erfolg zur vergleichsweisen Beurteilung solcher Luftzustände brauchbar zu sein, die bei schwerer körperlicher Arbeitsleistung (S. 26) zur vorzugsweisen Wärmeabgabe durch Schweißverdunstung zwingen (EHRISMANN, HASSE[1]).

---

[1] EHRISMANN u. HASSE: Arch. Gewerbepath. 8, 611 (1938).

c) *Strahlungswärme.* Die Bestimmung stärkerer Strahlungswärme ermöglicht der von Robitzsch eingeführte Strahlungs-Intensitätsmesser. Er besteht aus einem Schwarz- und einem Weißkugelthermometer und stellt eine Verbesserung des bisherigen Aktinometers nach Arago-Davy mit schwarzer und blanker Thermometerkugel dar[1]. Im Freien können durch Abschattung der direkten Sonnenstrahlung getrennte Bestimmungen von Sonnen- und Himmelsstrahlung vorgenommen werden. Der Meßbereich des Instrumentes geht von —20 bis +110°C. Fortlaufende Aufzeichnung einer auf eine horizontale Auffangfläche bezogenen stärkeren Einstrahlung kann mit dem Strahlungsschreiber nach Robitzsch erfolgen. Die Genauigkeit des Gerätes wird zu 5% angegeben.

Ein einfaches Meßverfahren gibt die Verwendung zweier guter Quecksilberthermometer mit engem Thermometergefäß ab, das bei dem einen der beiden Instrumente einen dichten und stets gut blank zu haltenden Silberüberzug trägt (Liese[2]). Die Temperaturdifferenz zwischen den beiden Thermometern ist dem Strahlungseinfall hinreichend nahe proportional.

Für die Bestimmung der *mittleren Strahlungstemperatur* in Räumen reichen diese Verfahren nicht aus. Hierfür kommt die auf S. 75 beschriebene Methode in Betracht (s. auch S. 50).

2. Hygrometrie.

Die Bedeutung des feuchten Thermometers liegt in seiner Verbindung mit dem trockenen Thermometer zur Bestimmung der Luftfeuchtigkeit. Die in der Luft enthaltene Feuchtigkeit kann in verschiedener Weise angegeben werden.

a) *Absolute und physiologische Feuchtigkeit.* Das in 1 m³ feuchter Luft enthaltene Wasserdampfgewicht in Gramm wird absolute Feuchtigkeit genannt. Die zu verschiedenen Lufttemperaturen gehörenden Höchst- oder Sättigungswerte der absoluten Feuchtigkeit können der Zahlentafel (S. 100) entnommen werden, in der die Sättigungsdrucke des Wasserdampfs zusammengestellt sind. Bei Lufttemperaturen von —10 bis +25°C weichen die Sättigungswerte des Dampfdruckes und der absoluten Feuchtigkeit nur wenig voneinander ab. Der Unterschied zwischen Sättigungs- und tatsächlichem Dampfdruck wird *Sättigungsdefizit* genannt.

Unter physiologischer Feuchtigkeit versteht man das hundertfache Verhältnis des wirklich vorhandenen Dampfdruckes zum Sättigungs-

---

[1] Gerlands Beitr. Geophys. **27**, 244 (1930).
[2] Liese: Glastechn. Ber. **19**, 119 (1941).

druck von 45,84 mm Hg bei der Körpertemperatur von 36,5°. Das physiologische Sättigungsdefizit bezeichnet daher den Unterschied zwischen dem Dampfdruck von 45,84 und dem tatsächlichen Dampfdruck. Daraus folgt, daß bei gleicher Sättigung der Luft die physiologischen Sättigungsdefizite mit steigender Temperatur sinken und nicht größer werden, wie es beim Sättigungsdefizit der Fall ist.

Diese Größen haben gewisse praktische Bedeutung für die Beurteilung des Austrocknungsvermögens der Luft mit Bezug auf hygroskopische Gegenstände (Holz, Papier, Zimmerpflanzen usw.).

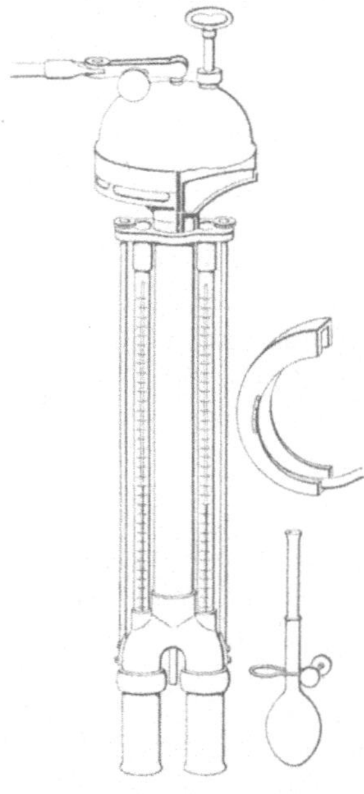

Abb. 11. Psychrometer nach ASSMANN.

b) *Relative Luftfeuchtigkeit.* Die relative Luftfeuchtigkeit ist der hundertfache Verhältniswert aus dem vorhandenen Dampfdruck und dem zur gleichen Temperatur gehörenden Sättigungsdruck. Ihre Bestimmung erfolgt mit einem künstlich belüfteten Psychrometer, am zweckmäßigsten in der Form, wie es als ASSMANNsches Aspirationspsychrometer bekannt ist (vgl. Abb. 11).

Der Strumpf des feuchten Thermometers soll aus glattem (nicht flockigem oder wollartigem) Musselin bestehen und die Quecksilberkuppe völlig faltenlos umschließen. Bei der Anfeuchtung des Strumpfes ist darauf zu achten, daß er kein abtropfbares Wasser festhält. Das Laufwerk des Aspirators ist stets ganz aufzuziehen und gelegentlich zu überprüfen, damit die eingesaugte Luft mit der erforderlichen Geschwindigkeit von etwa 2 m/s an den Thermometern vorbeigesaugt wird. Beim Ablesen empfiehlt es sich, zur Vermeidung von 'Einflüssen durch die Atmungsluft eine Zellonscheibe o. ä. vor den Mund zu halten.

Ist die Eigentemperatur des Gerätes annähernd ebenso hoch wie die Lufttemperatur an der Meßstelle, so können die Ablesungen sehr bald nach dem ersten Aufziehen (nach 2 Minuten) begonnen werden. Die endgültige Ablesung des Meßergebnisses erfolgt, wenn das trockene Thermometer konstant ist und das feuchte Thermometer seinen tiefsten Stand erreicht hat. Aus der Temperatur des trockenen Thermometers und der Differenz zwischen trockenem und feuchtem Thermometer ergibt sich die relative Luftfeuchtigkeit, die aus der Psychrometertafel (S. 98) unmittelbar abgelesen werden kann.

Eine genaue Berechnung der relativen Feuchtigkeit ist mit Hilfe der SPRUNGschen Formel unter Benutzung der Spannungstafel für gesättigten Wasserdampf (S. 100) möglich. Bedeutet

p_d die gesuchte Dampfspannung in mm,
p_f die maximale Dampfspannung in mm, die der Temperatur des feuchten Thermometers entspricht,
t die Temperatur des trockenen Thermometers,
t_f die Temperatur des feuchten Thermometers und
B den Barometerstand in mm,

so ist:

$$p_d = p_f - \frac{1}{2}\,(t - t_f) \cdot \frac{B}{755}\,.$$

Hieraus berechnet sich dann die relative Luftfeuchtigkeit φ nach der Formel:

$$\varphi = \frac{p_d}{p_s} \cdot 100 \text{ in } \% \,.$$

Darin ist: p_s die maximale Dampfspannung in mm bei der Temperatur des trockenen Thermometers.

Ergibt sich die Notwendigkeit, gleichzeitig zahlreiche Bestimmungen der Luftfeuchtigkeit durchzühren, so muß auf den Gebrauch von *Haarhygrometern* zurückgegriffen werden. Derartige Geräte sind stets vor und nach Gebrauch mit dem Aspirationspsychrometer auf die Richtigkeit der Anzeige nachzuprüfen. Als Einstellzeit ist bei guten Haarhygrometern etwa $^1/_2$ Stunde anzusetzen.

Eine gute Kontrollmöglichkeit bietet das von OBERMILLER[1] angegebene Verfahren, welches von dem Grundgedanken ausgeht, daß die Luftfeuchtigkeit durch abgeschlossene Berührung mit bestimmten Salzen bei konstanter Temperatur auf genau bekannter Höhe eingestellt und gehalten werden kann. In ein mit dichtem Deckel verschließbares Glasgefäß wird auf den Boden eine Schale mit dem ausgewählten Salz gestellt. Die Salze werden in kristallinischer Form verwendet und mit etwa 15—20 Gewichtsprozent destilliertem Wasser angefeuchtet. Dann wird das zu prüfende Haarhygrometer hineingehängt und die Luft im gut verschlossenen Gefäß (etwa mit Hilfe eines kleinen von Hand betriebenen Ventilators o. dgl.) gründlich durchmischt. Wurde als Salz z. B. Kochsalz verwendet, so stellt sich die Luftfeuchtigkeit im Prüfgefäß auf 75% relative Feuchtigkeit ein. Das Haarhygrometer muß dann diesen Wert ebenfalls anzeigen. Wählt man an Stelle von Kochsalz Kaliumsulfat oder Kalziumchlorid, so enthält die Luft eine relative Feuchtigkeit von rund 92 bzw. 35%. Der besondere Wert dieses Prüfverfahrens liegt darin, daß das Haarhygrometer in genau so feuch-

---

[1] OBERMILLER: Z. angew. Chem. **37**, 904 (1924).

ter Luft geeicht werden kann, als sie am Untersuchungsort annähernd zu erwarten ist (Gegenkontrolle mit Aspirationspsychrometer nicht überflüssig).

Das Aspirationspsychrometer ist auch für Nacheichungen von Thermo- und Hygrographen bzw. von Thermohygrographen zu benutzen. Sobald diese Geräte einen größeren Transport hinter sich haben, ist mit Falschanzeigen zu rechnen. Nach Aufstellung am Meßplatz und Inbetriebnahme ist eine Überprüfung der Anzeige durch eine genaue Messung von Temperatur und Feuchtigkeit notwendig, die bei längerem Betrieb zu wiederholen ist.

c) *Wärmeinhalt, Äquivalenttemperatur, Pröttmeter.* Aus einem trockenen und feuchten Thermometer besteht auch das Pröttmeter, bei dem die Instrumente mit Sonderskalen versehen sind, aus denen mit Hilfe der zugehörigen Pröttmetertafel fast alle wichtigen Luftzustandswerte bestimmt werden können. Das Instrument sollte dem der Trockentemperatur anhaftenden Mangel, nur etwas über den Wärmeinhalt der trockenen Luft auszusagen, abhelfen und eine unmittelbare Ablesung des Gesamtwärmeinhalts der Luft ermöglichen, der sich aus dem Wärmeinhalt des trockenen Anteiles der Luft und dem Wärmeinhalt des in der Luft vorhandenen Wasserdampfes zusammensetzt.

Der Gesamtwärmeinhalt feuchter Luft in kcal je kg trockener Luft ist nach MOLLIER:

$$i = \underbrace{0{,}24\,t}_{\text{trockene Luft}} + \underbrace{x \cdot (0{,}46\,t + 595)}_{\text{Wasserdampf}}.$$

$0{,}24$ = spezifische Wärme der trockenen Luft (kcal/kg · °C),
$0{,}46$ = spezifische Wärme des Wasserdampfes (kcal/kg · °C),
595 = Verdampfungswärme des Wassers bei 0° (kcal/kg),
t = Lufttemperatur (°C),
x = Dampfgehalt der Luft (kg/kg trockene Luft).

In der Gleichung für i kann der Dampfgehalt x auch durch die zugehörige Dampfspannung p_d in mm Hg ersetzt werden durch Einführung der bekannten Gleichung:

$$x = \frac{0{,}622}{p - p_d} \cdot p_d \,,$$

worin p = Barometerstand in mm Hg.

Man erhält dann:

$$i = 0{,}24\,t + \frac{0{,}622}{p - p_d} \cdot (0{,}46\,t + 595) \cdot p_d \,.$$

Im zweiten Summanden kann ohne großen Fehler im Zähler $0{,}46\,t$ gegen 595 und im Nenner p_d gegen p (im Mittel 755) vernachlässigt werden. Dann ergibt sich, wenn man die Gleichung noch durch 0,24 dividiert:

$$\frac{i}{0,24} = t + \frac{0,622 \cdot 595}{0,24 \cdot 755} \cdot p_d = t + 2,04\, p_d\,.$$

Der Bruch $\dfrac{i}{0,24} = \left[\dfrac{\mathrm{kcal} \cdot \mathrm{kg} \cdot {}^\circ\mathrm{C}}{\mathrm{kg} \cdot \mathrm{kcal}}\right]$ hat die Dimension einer Temperatur und ist gleichbedeudend mit der von M. v. Bezold aufgestellten Äquivalenttemperatur A, für welche somit die Faustformel gilt:

$$A = t + 2\, p_d\,.$$

Da zufällig für Temperaturen bis zu etwa 30° die in feuchter Luft enthaltende Wasserdampfmenge e in g/m³ nur wenig von der Dampfspannung abweicht, kann man die Äquivalenttemperatur angenähert auch mit der Formel

$$A = t + 2\, e$$

berechnen.

Diesen neuen Temperaturbegriff kann man sich am besten folgendermaßen verdeutlichen. Man denkt sich die im Dampfanteil der feuchten Luft vorhandene latente Wärme frei werdend und zur Aufwärmung

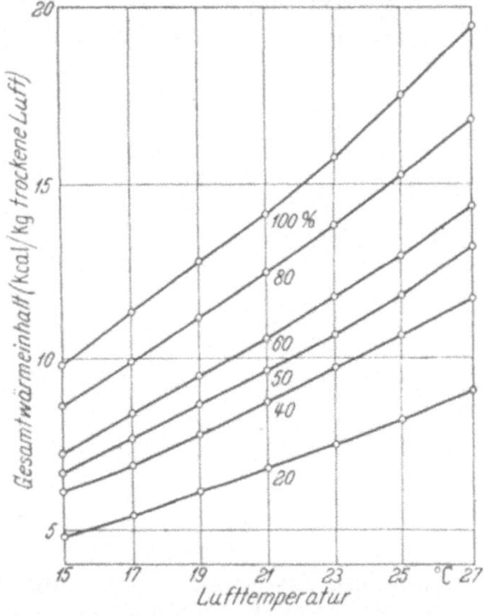

Abb. 12. Beziehung zwischen Lufttemperatur, relativer Feuchtigkeit und Gesamtwärmeinhalt.

des trockenen Anteils der Luft benutzt; dann würde durch diesen Zuwachs an Wärme die Lufttemperatur auf die Äquivalenttemperatur ansteigen. Da Prött bei der Entwicklung seines Gerätes ebenfalls zu diesem Temperaturbegriff gelangte, ist die Äquivalenttemperatur auch schon als Prött-Temperatur bezeichnet worden.

Bei dem in Abb. 12 dargestellten Zusammenhang zwischen Gesamtwärmeinhalt, Lufttemperatur und relativer Feuchtigkeit kennzeichnet beispielsweise der Wert 8,6 für den Gesamtwärmeinhalt annähernd die folgenden Luftzustände: 15° C und 80% Feuchtigkeit, 17,5° C und 60% Feuchtigkeit, 19° C und 50% Feuchtigkeit, 21° C und 40% Feuchtigkeit und schließlich 26° C und 20% Feuchtigkeit.

Diese fünf Luftzustände sind aber auf die menschliche Temperaturempfindung und damit auf die Behaglichkeit von durchaus unterschiedlichem Einfluß. Eine Luft von 15°C ist auf alle Fälle kühl und eine solche von 26°C warm, ganz gleichgültig, ob die relative Luftfeuchtigkeit im ersten Fall 80% und im zweiten nur 20% beträgt. Das gilt auch für das engere Temperaturgebiet von 19°C und 21°C; es ist eine feststehende Tatsache, daß hier eine Empfindung für eine relative Luftfeuchtigkeit von 50% oder 40% nicht besteht. Der Gesamtwärmeinhalt bietet also keine physiologischen Vorteile, wenn er allein zur Kennzeichnung eines Luftzustandes benutzt wird, da der gleiche Wert ganz verschiedene Wertepaare für die Temperatur und Feuchtigkeit deckt.

Ebenso ist die Äquivalenttemperatur kein brauchbarer Behaglichkeitsmaßstab, weil sie vom Feuchtigkeitsgehalt der Luft doppelt so

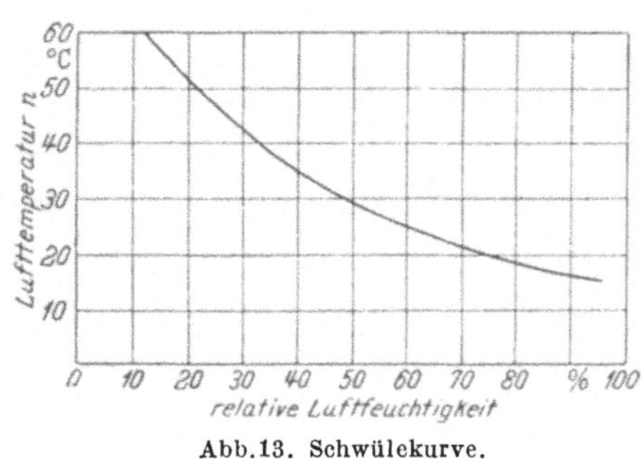

Abb.13. Schwülekurve.

Zahlentafel 9.

Temperatur °C	Luftfeuchtigkeit %	Wasserdampf g/m³
19	80	13,2
21	70	13,1
25	60	14,4
30	46	14,1
35	37	14,6
40	32	15,2
50	20	16,3
60	10	13,1
Mittel		14,2

stark wie von der Lufttemperatur beeinflußt wird. Aus dem gleichen Grunde hat sich auch das Pröttmeter nicht einzubürgern vermocht, zumal mit dem Psychrometer dasselbe in einfacherer Weise erreicht werden kann. Auch Vorschläge, wie sie KÜSTER und MEIXNER[1] gemacht haben, können nicht viel weiter führen, weil die Einflüsse von Luftbewegung und Strahlung unberücksichtigt bleiben.

d) *Schwüle.* In dem Bemühen, durch Zuordnung bestimmter Wertepaare von Temperatur und Feuchtigkeitsgehalt eine objektive Kennzeichnung für schwüle Luft zu erhalten, ist auf Grund von subjektiven Beobachtungen die Schwülekurve nach LANCASTER-CASTENS-RUGE entwickelt worden.

Alle Luftzustände oberhalb der Kurvenlinie sind schwül. Die Richtigkeit dieser Schwülekurve ist immer wieder bezweifelt worden. Zumindest ist sicher, daß sie in dieser Form lediglich für ruhende oder nur ganz leicht arbeitende Menschen brauchbar ist. Berechnet man für die jeweils zugehörigen Werte von Temperatur und Feuchtigkeit die in dieser Luft enthaltenen Wasserdampfmengen, wie sie in Zahlentafel 9 dar-

---

[1] KÜSTER u. MEIXNER: Arch. f. Hyg. **117**, 158 (1936).

gestellt sind, so ergibt sich die Feststellung, daß diese Wasserdampf-
werte ziemlich nahe beieinander liegen. Der Mittelwert liegt etwa bei

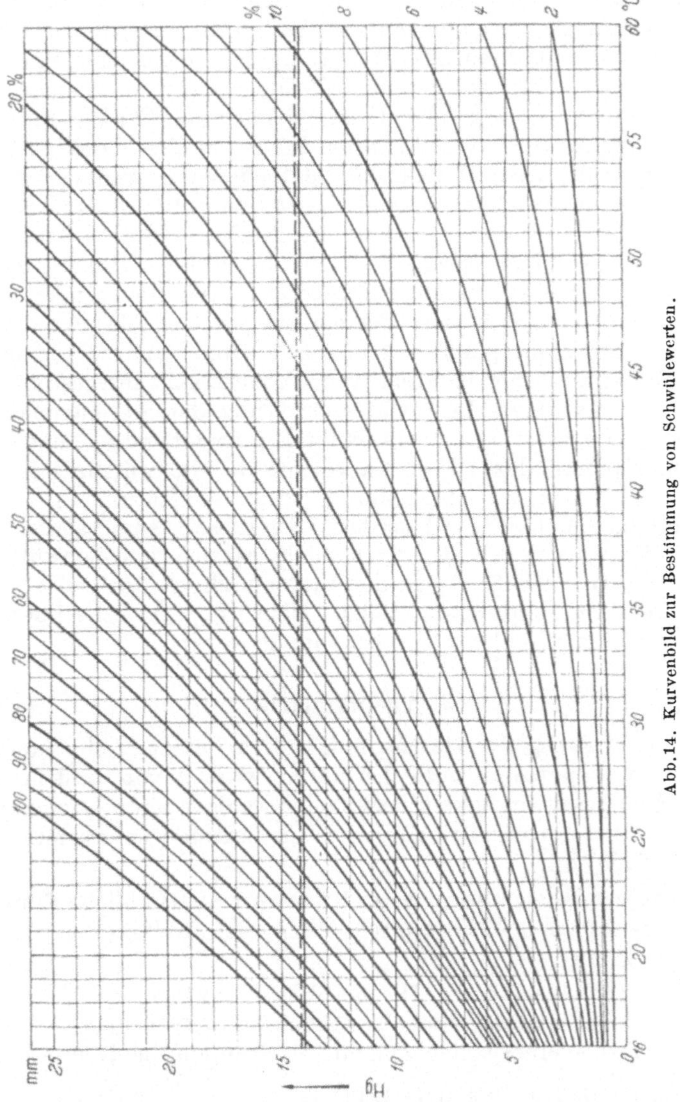

Abb. 14. Kurvenbild zur Bestimmung von Schwülewerten.

14,2 g/m³ Wasserdampf. Aus der Gleichmäßigkeit dieser Zahlen ist
vermutet worden, daß sie ein physiologisches Gesetz repräsentieren.

Über die Richtigkeit dieser Auffassung und vor allen Dingen über ihre Begründung kann man verschiedener Ansicht sein. Jedenfalls fußt darauf das von Scharlau[1] entworfene Kurvenbild zur Bestimmung von Schwülewerten, in dem als Abszisse die Temperaturgrade und als Ordinate die Dampfdruckwerte in mm Hg eingetragen sind.

In diesem Koordinatensystem bildet die Schwülegrenze keine Kurve mehr, sondern wird entsprechend ihrer Ableitung als Funktion eines konstanten Dampfdruckes von 14,08 mm Hg durch eine Parallele zur Abszisse dargestellt, wie es im Kurvenbild die dicker gezeichnete Parallele zur Abszisse im Ordinatenabstand von 14,08 mm Hg ist. Der Schwülebereich befindet sich dann oberhalb dieser Linie. Das Kurvenbild enthält weiterhin die Kurvenschar für die relative Feuchtigkeit. Um den Schwülewert für eine bekannte Temperatur und Feuchtigkeit zu bestimmen, wird zunächst diese Temperatur von der Abszisse ermittelt und dann der Schnittpunkt der hier gedachten Senkrechten mit der Kurve der entsprechenden relativen Feuchtigkeit festgestellt. Den Größenwert der Über- bzw. Unterschreitung der Summenmaße von der Grenztemperatur t_g und 14,08 mm Hg findet man, indem man den Schnittpunkt der RF-%-Kurve mit der Schwülelinie feststellt und die Differenz zwischen dieser Grenztemperatur (t_g) und der Beobachtungstemperatur (t) bildet. Ist diese Temperaturdifferenz $t_d = t_g - t$ negativ, d. h. $t > t_g$, handelt es sich um Schwülewerte, während positive Werte ($t < t_g$) den zahlenmäßigen Ausdruck für eine Behaglichkeitsempfindung darstellen. Über die praktische Bewährung ist bisher nichts abschließendes bekannt geworden[2].

3. Anemometrie.

Das zur Messung der Geschwindigkeit turbulenter oder laminarer Luftströmung auszuwählende Verfahren wird davon bestimmt, ob größere Windgeschwindigkeit, mehr oder weniger feine Luftbewegung oder die Luftgeschwindigkeit als Mittel zur Luftmengenbestimmung gemessen werden soll.

a) *Beaufort-Skala.* Die nach der Beaufort-Skala übliche Einteilung der Winsdtärke von 0—12 entspricht Windgeschwindigkeiten von unter 1 bis über 35 m/s.

b) *Flügelrad-Anemometer.* Die gewöhnlichen Flügelrad-Anemometer haben einen Meßbereich von 0,5—50 m/s. Am Instrument wird der Windsog während einer beliebigen, mittels Stoppuhr beobachteten Meß-

---

[1] Scharlau: Z. Hyg. **123**, 511 (1942).

[2] Bei Verwendung von Aspirationspsychrometern ist zu berücksichtigen, daß dabei die das Schwülegefühl mitbestimmenden Strahlungseinflüsse nicht miterfaßt werden.

zeit abgelesen. Schalen-Anemometer sind von der Anströmrichtung in der Rotationsebene der Schalen unabhängig. Für Messungen im Freien dienen besondere Schalenkreuz-Anemometer mit Kontaktwerk.

Für hygienische und gesundheitstechnische Zwecke eignen sich besonders Flügelrad-Anemometer mit Uhrwerkschaltung, die eine unmittelbare Ablesung der Luftgeschwindigkeit in m/s erlauben. Der

Zahlentafel 10.

Grad	Beobachtungen und Benennung der Windstärke	Windgeschwindigkeit v m/s
0	Windstille	unter 1
1	Leiser Zug, Rauch steigt nicht ganz senkrecht auf . . .	1,0— 2,3
2	Leichter Wind, für das Gefühl eben bemerkbar	2,4— 3,8
3	Schwacher Wind, bewegt Blätter der Bäume und leichte Wimpel.	3,9— 5,6
4	Mäßiger Wind, bewegt kleinere Zweige und streckt einen Wimpel.	5,7— 7,6
5	Frischer Wind, bewegt größere Zweige	7,7— 9,6
6	Starker Wind, bewegt größere Zweige, wird an Häusern u. dgl. hörbar	9,7—11,7
7	Steifer Wind, bewegt schwächere Baumstämme, Schaumköpfe auf stehenden Gewässern	11,8—14
8	Sturm, ganze Bäume werden bewegt, ein gegen den Wind schreitender Mensch wird bemerkbar aufgehalten . .	14,1—16,6
9	Sturm, leichtere Gegenstände, wie Dachziegel usw. werden aus ihrer Lage gebracht	16,7—19,4
10	Voller Sturm, Bäume werden umgeworfen	19,5—22,5
11	Schwerer Sturm, zerstörende Wirkungen schwerer Art .	22,6—35
12	Orkan, verwüstende Wirkung	über 35

übliche Meßbereich erstreckt sich von 0,2—20 m/s. Die Instrumente müssen geeicht sein und geben bei gerichteten nicht zu kleinen Luftgeschwindigkeiten sehr genaue Werte.

Sie können zur Messung der Luftgeschwindigkeit an Luftein- und -austrittsöffnungen benutzt werden, wobei die Messungen entweder in der Öffnungsebene oder, sofern ein Gitterverschluß vorhanden ist, unmittelbar am Gitter erfolgen müssen. Unter Berücksichtigung des Umstandes, daß das Anemometer nur die Geschwindigkeit solcher Luftströme richtig angibt, die auf die Ebene des Flügelrädchens wirken, wird das Meßergebnis um so genauer, je mehr Einzelbestimmungen vorgenommen werden. Bei größeren Zu- und Abluftöffnungen müssen die einzelnen Bestimmungen gut verteilt über den ganzen Öffnungsquerschnitt erfolgen; aus den Einzelablesungen wird das Mittel gezogen. Ist F die freie Fläche der Öffnung in m², w die erhaltene mittlere Luftgeschwindigkeit in m/s, so errechnet sich die stündlich durch die Öffnung hindurchströmende Luftmenge (V) nach der Formel

$$V = F \cdot w \cdot 3600\,\mathrm{m^3/h}\,.$$

c) *Hitzdraht-Anemometer.* Zur Messung kleinster Windgeschwindigkeiten für hygienische und bioklimatische Zwecke eignet sich das von ALBRECHT angegebene Hitzdraht-Anemometer[1]. Von vier gleichen, dünnen, parallel nebeneinander ausgespannten Platindrähten sind zwei elektrisch geheizt, während die beiden anderen von einem schwachen Meßstrom durchflossen werden, der praktisch keine Erhitzung bewirkt. Die Temperaturdifferenz zwischen den Drahtpaaren ist am größten in ruhender Luft, wo die Wärmeabführung im wesentlichen nur durch die Eigenkonvektion an den Drähten erfolgt und wird um so kleiner, je größer die Luftgeschwindigkeit ist. Die Temperaturdifferenz wird auf einfache Weise in einer WHEATSTONEschen Brücke gemessen, deren Galvanometer eine direkt nach Windgeschwindigkeiten geeichte Skala trägt.

Die vier Drähte beim ALBRECHTschen Instrument sind gleich dick und lang, so daß ihre thermische Trägheit genau gleich ist. Durch diese Maßnahme, die durch eine besondere Schaltung ermöglicht wird, wird der fälschende Einfluß von Temperatur- und Geschwindigkeitsschwankungen der Luft ausgeschlossen.

Die Drähte D des Hitzdraht-Anemometers (vgl. Abb. 15) sind hinter einem schraubenförmigen Drahtschutzkorb ausgespannt, der unbeabsichtigte Berührung und Beschädigung verhindern soll. Seine Wirkung auf die Geschwindigkeitsmessung ist in der Eichung berücksichtigt. An den sich anschließenden Schaft des Instruments, der die WHEATSTONEsche Brücke enthält, ist der Handgriff G mit Bajonettverschluß leicht lösbar anzusetzen. Das aus dem Schaft herauskommende Mehrfachkabel hat bezeichnete Polschuhe, die mit dem Galvanometer, einem Regulierwiderstand W und zwei getrennten Stromquellen verbunden werden. Als Stromquellen finden am besten zwei 2 Volt-Akkumulatorzellen Verwendung, die nicht in Serie geschaltet sein dürfen. Die Galvanometerskala hat zwei Teilungen, eine in gleichmäßigen Intervallen und eine zweite ungleichmäßige, die direkt nach Windgeschwindigkeiten beziffert ist.

Die Messung geht folgendermaßen vor sich: Zunächst wird die doppelwandige Schutzhülle H über den Schutzkorb des Anemometers gestülpt, um auf diese Weise die Windgeschwindigkeit Null an den Dräh-

---

[1] KLEINSCHMIDT, E.: Handbuch der meteorologischen Instrumente. Berlin: Springer 1935, S. 390.

ten hervorzurufen. Das Galvanometer muß sich jetzt auf Null einspielen. Ist dies infolge einer Spannungsänderung der Stromquelle nicht der Fall, so wird der Heizstrom mittels des Regulierwiderstands W entsprechend geschwächt oder verstärkt. Nach Abnahme der Hülle ist die Windgeschwindigkeitsskala im ganzen Bereich ohne weiteres gültig, so daß die Ablesung direkt erfolgen kann.

Der Ausschlag für die Windgeschwindigkeit von 0,5 m/s liegt etwa in der Mitte der Skala, so daß eine Skalenhälfte für den Bereich von

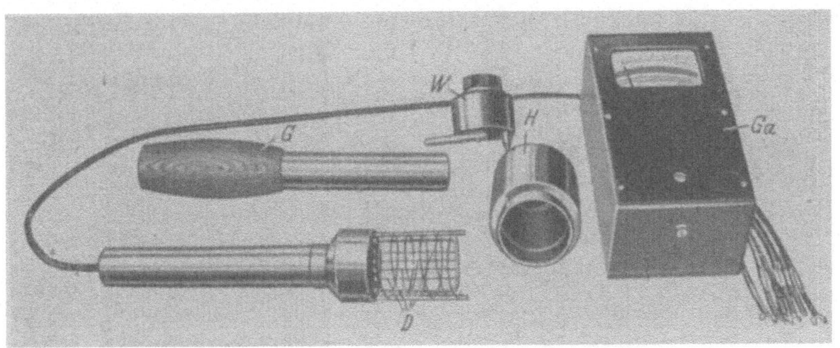

Abb. 15. Hitzdraht-Anemometer (R. Fuess, Berlin-Steglitz).

0—0,5 m/s bleibt. Für Windgeschwindigkeiten oberhalb 5 m/s ist die Benutzung des Instruments nicht mehr sinnvoll.

d) *Ionen-Anemometer.* Ein in Amerika[1] neu entwickeltes Instrument zur Messung kleinster Luftgeschwindigkeiten beruht auf der Erscheinung, daß die Bewegung der Ionen in einem elektrischen Feld mittlerer Intensität gering genug ist, um durch Luftströmungen beeinflußt zu werden (Abb. 16).

Die einfachste Ausführung eines derartigen Anemometers besteht aus zwei Metallplatten mit einem Durchmesser von 5 cm und einem gegenseitigen Abstand von ebenfalls 5 cm, denen durch eine Batterie ein Potential von 120 V vermittelt wird. Während die eine Platte für die Abgabe von Alpha-Partikeln hergerichtet ist, ist die andere an ein Strommeßgerät angeschlossen, das die aufgenommenen Ionen mißt. Diese Menge ändert sich bei gegebener Spannung mit der Geschwindigkeit der zwischen den Platten durchströmenden Luft um ein Maß, das durch Eichung ermittelt werden kann. Diese Ausführung, mit der Luftströme bis unter 0,05 m/s gemessen werden können, eignet sich nur für Strömungen in einer Ebene. Ein anderes Modell, das für Messungen in

---

[1] The Heat. and Vent. Eng. and Journ. of Air Cond. **XXIV**, Nr. 277, S. 9 (1950).

Rohrleitungen gedacht ist, hat die Emissionsfläche in Form einer Röhre, in deren Achse die Sammelelektrode liegt. Für die Messung beliebig gerichteter Luftströme, wie sie in Aufenthaltsräumen auftreten, wurde das abgebildete Gerät entwickelt, bei dem die Kugel der Emission und die inneren Ringe, die über ein Meßgerät an Erde angeschlossen sind, der Ionenaufnahme dienen. Die äußeren Ringe wirken als geerdete Abschirmung.

e) *Katathermometer.* Die Benutzung der mit dem Katathermometer gemessenen Abkühlungsgröße zur Bestimmung kleiner Luftgeschwindigkeiten wird auf S. 61 ausführlich beschrieben.

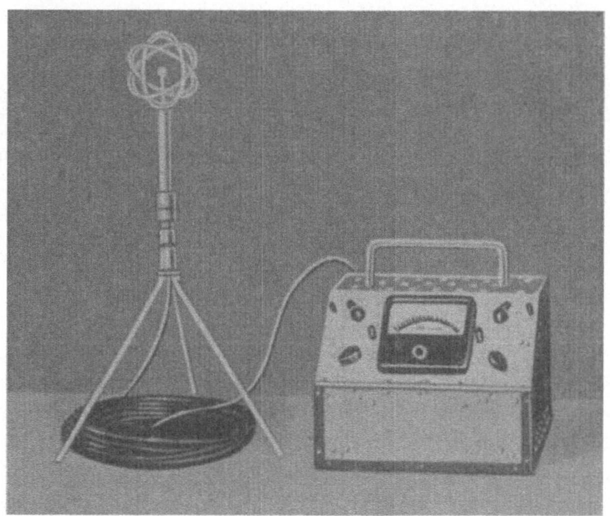

Abb. 16. Ionen-Anemometer.

f) *Luftmengenmessung.* Eine der wichtigsten lufttechnischen Messungen zielt auf die Bestimmung von Luftwechselgrößen ab, was Kenntnis der in der Zeiteinheit zu- oder abströmenden Luftmengen verlangt, die ihrerseits Ermittlung der Luftgeschwindigkeit voraussetzt. Luftwechsel setzt Luftbewegung voraus, die durch Druck- oder Temperaturunterschiede der Luft entsteht. In Fällen, wo aus technischen Gründen diese Messung mit den beschriebenen Verfahren nicht möglich ist, muß mit Feindruckmessern oder mit Venturimeßvorrichtungen gearbeitet werden. Diese Verfahren setzen meßtechnische Kenntnisse voraus, die hier nicht vermittelt werden können[1].

---

[1] Vgl. VDI-Lüftungsregeln (März 1951 als DIN 1946 neu erschienen).

4. Effektivtemperatur (E. T.).

Durch Massenversuche an vielen Personen wurde von amerikanischen Forschern festgestellt, welche Temperatur und Feuchtigkeit in einem Luftzustand genau so behaglich empfunden wurde wie eine mit Wasserdampf gesättigte Vergleichsluft, in der also Trocken- und Naßtempera-

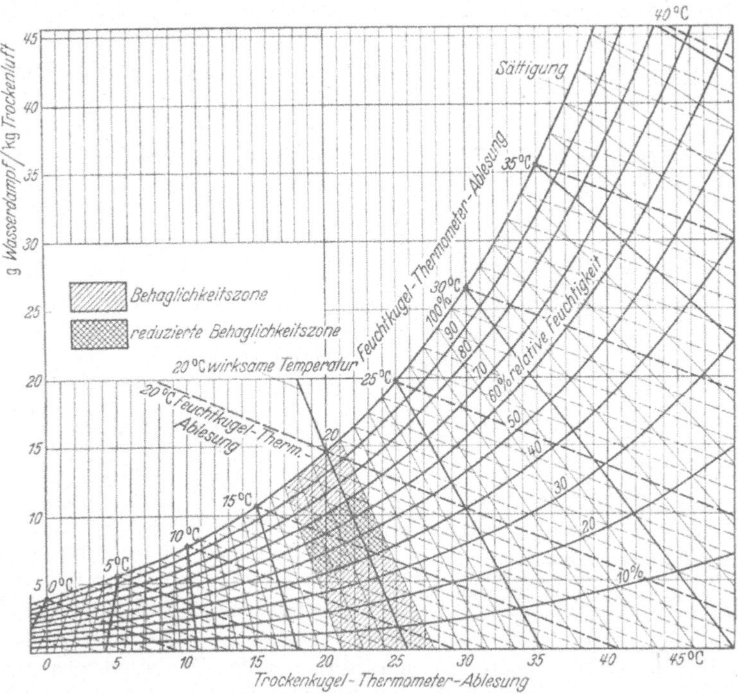

Abb. 17. Psychrometertafel mit wirksamen Temperaturen.

tur denselben Wert hat. Man ließ die Versuchspersonen von einer Kammer in eine andere übertreten und änderte in der einen Temperatur und Feuchtigkeit so lange, bis beim Wechseln gleiches Wärmegefühl bekundet wurde.

Einer bestimmten Raumluft wurde z. B. die effektive (= wirksame) Temperatur $t_{eff} = 20°$ zugeordnet, wenn sie auf die Mehrzahl der Versuchspersonen ebenso behaglich wirkte wie eine feuchtigkeitsgesättigte Luft von 20°. Die Versuchsergebnisse sind in Kurvenblättern[1] zusam-

---

[1] HOUGHTEEN und YAGLOGOU: Trans. amer. Soc. of Heat. Ventil. Engrs. **29**, 163 (1923). — Ferner WINSLOW und GREENBURG: Heating Piping **7**, 41 1935). Beschreibung des „Thermo-Integrators".

mengestellt worden, von denen Abb. 17 ein Beispiel für normal bekleidete und leicht arbeitende Menschen in ruhender Luft darstellt. Es
handelt sich dabei um ein Liniennetz, das alle Größen zur Kennzeichnung des Raumluftzustandes mit darübergelegten Linein gleicher E. T.
enthält. Sie laufen entsprechend dem Wesen dieses Temperaturbegriffs
auf der Sättigungslinie durch den Schnittpunkt des trockenen und
feuchten Thermometers. Der eng schraffierte Ausschnitt stellt die von
den Amerikanern festgelegte eigentliche Behaglichkeitszone dar. Sie
liegt zwischen den E. T. 17 und
21° und den relativen Luftfeuchtigkeiten von 40 und 70%,
deren Herabsetzung auf 30 und
60% sich freilich später notwendig erwies. Für normal bekleidete und leicht arbeitende
Personen würden demnach in
ruhiger Luft zur E. T. 19° folgende Wertpaare von relativer
Feuchtigkeit und Trockentemperatur der Luft gehören:

70% und 20,3°
50% ,, 21,2°
30% ,, 22,3°.

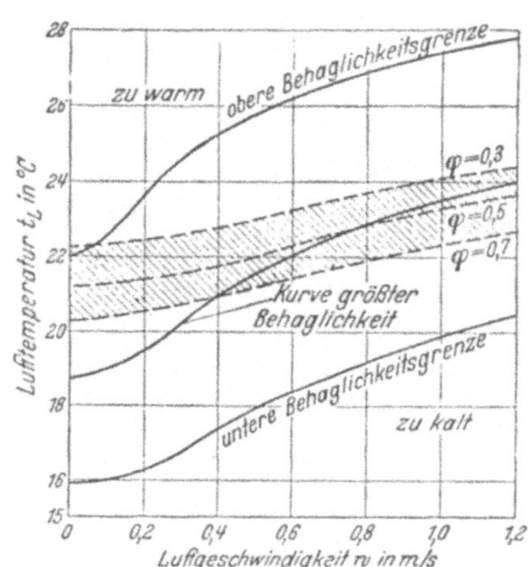

Abb. 18. Behaglichkeitskurven bei bewegter
Luft. (Aus RIETSCHELs Lehrbuch der Heiz-
und Lüftungstechnik. 12. Aufl. Berlin:
Springer 1948).

Durch besondere Versuchs-
reihen mit abgestufter Luftbewegung sind auch für diese wind-
beeinflußten E. T. Kurvenblätter
aufgestellt worden. Die hieraus
für die E. T. 19 entnommenen günstigsten Trockentemperaturen
bei 30, 50 und 70% relativer Feuchtigkeit sind in Abhängigkeit von
der Luftgeschwindigkeit in Abb. 18 dargestellt worden (gestrichelte
Kurven).

Die Wahl einer feuchtigkeitsgesättigten Luft als Vergleichsluft
konnte von vornherein nicht als glücklich angesehen werden, da so hohe
Luftfeuchtigkeit niemals angenehm empfunden wird. Eine unvermeid-
liche Fehlerquelle für die Aufstellung der Tabellen bedeutet weiter die
angewendete psychophysische Methode der Erfragung des Behaglich-
keitsgefühls. Ein anderer schwacher Punkt liegt darin, daß nicht berücksichtigt werden konnte, wie behaglich sich die verschiedenen Luftzustände auf die Dauer auswirkten.

Das gesteigerte Wärmegefühl der Versuchspersonen, die aus feuchtigkeitsgesättigter Luft kamen, ist vermutlich der Grund dafür, daß

für den Winter bei ruhender Luft die behagliche Raumtemperatur bei
21,2° angegeben wurde, d.h. also um $2^1/_2$° höher als der für unsere deutschen Verhältnisse gültige Wert von etwa 18,8°. Allein durch zweifellos
mitsprechende Unterschiede in Rasse, Gewohnheit, Kleidung usw.
könnte sich diese Verschiedenheit kaum befriedigend erklären lassen.
Dafür spricht auch deutlich die Tatsache, daß in bewegter Luft eine
wesentlich engere Beziehung zwischen der amerikanischen und unserer
Behaglichkeitszone hervortritt (vgl. Abb. 18).

Neuere Untersuchungen amerikanischer Forscher haben diese Ein-
wendungen gegen die E. T. bestätigt. Sie stellten fest, daß bei ihr bisher
der relativen Luftfeuchtigkeit zu viel Gewicht beigelegt worden ist. Bei
gleicher E. T. wurden in höherer gegenüber niedrigerer Trockentemperatur der Luft höhere Hauttemperatur, höherer Puls und gesteigertes
Wärmeempfinden gefunden. Hierauf basiert die in-
zwischen in Amerika eingeführte „korrigierte E. T"[1].

5. Resultierende Temperatur (R.T.).

In Frankreich ist MISSENARD[2] von der E.T. ausgehend
zu einem Temperaturbegriff gelangt, den er „resultierende
Temperatur" nennt. Sie ist eine den Einfluß der zu- und
abgestrahlten Wärme miterfassende E.T. Daher haben
bei übereinstimmender Luft- und Wandtemperatur resultierende und E.T. den gleichen Wert. Ferner folgt, daß
bei ruhender und feuchtigkeitsgesättigter Raumluft die
resultierende Temperatur gleich der Lufttemperatur sein
muß, was wegen der dabei zusammenfallenden Trocken-
und Naßtemperatur ebenso für die E.T. gilt.

Zur Messung der R.T. hat MISSENARD[3] das resultierende Thermometer entwickelt. Dieses Gerät besteht aus
einer geschwärzten hohlen Kupferkugel von 10 cm Durchmesser, über der kreuzweis laufende Mullstreifen von
1,3 cm Breite angebracht sind. Diese Streifen befeuchten
sich selbständig aus einem als Träger der Kugel aus-
gebildeten mit Wasser gefüllten Gefäß (Abb. 19). Die
Größe der Kupferkugel ist auf Grund von theoretischen

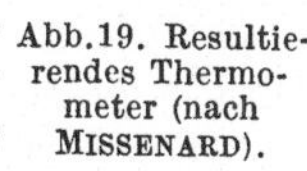

Abb. 19. Resultie-
rendes Thermo-
meter (nach
MISSENARD).

Erwägungen so gewählt worden, daß für ihre Oberfläche das Verhältnis von Konvektionswärme und Strahlungswärme den Wert 0,9
besitzt. Um den Feuchtigkeitseinfluß richtig zu erfassen, soll der
Theorie gemäß die von den Mullstreifen befeuchtete Oberfläche 36%

---

[1] GLICKMANN-INOUYE-KEETON-FANESTOCK: Gesundh.-Ing. 71, 163 (1950)
[Referat].   [2] MISSENARD: Gesundh.-Ing. 58, 596 (1935).
[3] MISSENARD: Chauffage et Ventilation 12, 347 (1935).

der Gesamtoberfläche betragen. Das Meßergebnis wird ungenau, sobald die Luftbewegung Geschwindigkeiten von 0,2 m/s erreicht oder überschreitet (LIESE[1]). Für diese Fälle muß dann die resultierende Temperatur aus den Werten der Lufttemperatur, Wandtemperatur, Feuchtigkeit und Luftbewegung errechnet werden.

6. Gleichwertige Temperatur (Eupatheoskop).

Unter „gleichwertiger Temperatur" wird die in England entwickelte „equivalent temperature" verstanden. Diese Temperatur hat trotz der gleichen Benennung nichts mit der auf S. 37 besprochenen v. BEZOLD-schen Äquivalenttemperatur zu tun.

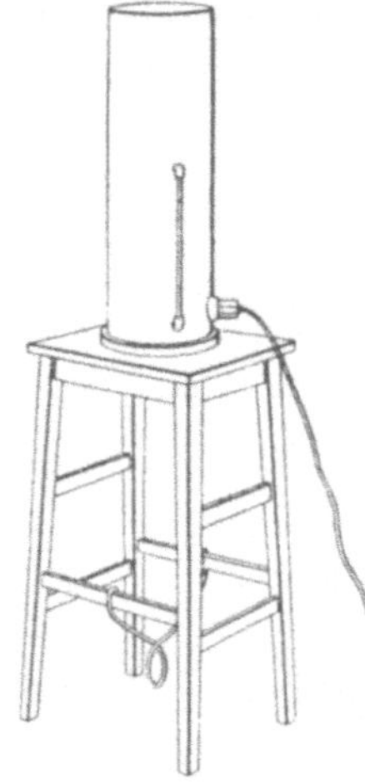

Um den neuen Temperaturbegriff verständlich zu machen, sei folgendes vorausgeschickt: In einem Raum mit der Lufttemperatur t_L, der davon abweichenden Wandtemperatur t_W und der Luftbewegung w befinde sich ein elektrisch beheizbarer Körper mit der Oberflächentemperatur t_F, die größer als t_L und t_W sein soll. Will man die Oberflächentemperatur t_F auf gleicher Höhe halten, so muß dem Körper je Zeiteinheit eine bestimmte Wärmemenge Q zugeführt werden, die außer von seiner Oberflächengröße noch von t_L, t_W und w abhängig ist. Derselbe Körper werde nun in einen Vergleichsraum gebracht, in dem keine Luftbewegung und auch kein Unterschied zwischen Luft- und Wandtemperatur vorhanden sein sollen $(w = 0, t'_L = t'_W)$. Hat dieser Vergleichsraum gerade eine solche Lufttemperatur t'_L, daß der Körper bei der gleichen Wärmezufuhr Q dieselbe Oberflächen-

Abb. 20. Eupatheoskop (nach DUFTON).

temperatur t_F wie im ersten Raum besitzt, so nennt man t'_L die dem ersten Raum zugehörige gleichwertige Temperatur.

Die gleichwertige Temperatur eines zu untersuchenden Raumes ist also gleich der Temperatur eines Vergleichsraumes mit ruhender Luft und übereinstimmender Luft- und Wandtemperatur, in dem ein physikalischer Körper von bestimmter Oberflächentemperatur in der Zeiteinheit die gleiche Wärmemenge verliert, wie in dem zu untersuchenden Raum.

Zur Messung der gleichwertigen Temperatur wird das von DUFTON[2] angegebene Eupatheoskop benutzt.

---

[1] LIESE: Gesundh.-Ing. **58**, 505 (1935).

[2] DUFTON: Building Res. Bd. Technical Paper **1932**, Nr. 13.

Das Gerät besteht aus einem elektrisch beheizbaren, geschwärzten Zylinder von 55,8 cm Höhe und 19 cm Durchmesser. Durch Änderung der Wärmezufuhr kann seine Oberflächentemperatur t_F beliebig eingestellt und dann mittels selbsttätiger Regelung auf gleicher Höhe gehalten werden. Die zugeführte Wärme ergibt sich durch Messung von Strom und Spannung. Vom eigentlichen Heizstrom des Zylinders zweigt ein Teilstrom ab, der zur Erwärmung eines gewöhnlichen Thermometers dient, dessen Gefäß im Innern und dessen Stiel an der Außenwand des Zylinders angebracht ist. Da Heiz- und Abzweigstrom in bestimmten Verhältnissen zueinander stehen, kann nach ·besonderer Eichung an diesem Thermometer die zugeführte Wärmemenge Q oder auch die entsprechende gleichwertige Temperatur abgelesen werden.

Die Oberflächentemperatur t_F des Zylinders muß jeweils der Oberflächentemperatur des Körpers angepaßt werden. Nach vielen Messungen am normal bekleideten Menschen hat BEDFORD[1] folgende Gleichung aufgestellt:

$$t_M = 12,5 + 0,67\, t_L,$$

worin t_M die mittlere Oberflächentemperatur des menschlichen Körpers in °C und t_L die Lufttemperatur in °C bedeutet.

Die hieraus abgeleitete Gleichung

$$t_M - t_L = 0,33 \cdot (37,8 - t_L)$$

ergibt für die Einstellung der Oberflächentemperatur des Eupatheoskops folgende einfache Gedächtnisregel:

„Der Unterschied zwischen der Oberflächentemperatur des Geräts und der Lufttemperatur soll ein Drittel des Unterschiedes zwischen der Bluttemperatur und der Lufttemperatur betragen."

BEDFORD hat ferner eine Formel zur Errechnung der gleichwertigen Temperatur t_L' aus den Werten von t_L, t_W und w (Luftgeschwindigkeit) angegeben, die auf unser Maßsystem umgerechnet folgendermaßen lautet:

$$t_L' = 0,522\, t_L + 0,478\, t_W - 0,205\, \sqrt{w}\,(37,8 - t_L),$$

wobei t_L und t_W in °C und w in m/s anzugeben ist.

Zur schnellen Errechnung der gleichwertigen Temperatur kann die beigegebene Zahlentafel 11 verwendet werden, welche die drei Glieder der rechten Seite der Gleichung, nämlich

$$A = 0,522\, t_L; \quad B = 0,478\, t_W; \quad C = 0,205\, \sqrt{w} \cdot (37,8 - t_L)$$

---

[1] BEDFORD: Med. Res. Counc. Ind. Health Res. Bd. 1936, Nr. 76 (London).

für den gewöhnlich vorkommenden Temperatur- und Geschwindigkeitsbereich der Luft im Raum enthält.

Zahlentafel 11.

$t°$	A	B	C für Luftgeschwindigkeit w in m/s				
			0,1	0,2	0,3	0,4	0,5
15	7,83	7,17	1,48	2,09	2,56	2,95	3,30
16	8,35	7,65	1,41	2,00	2,45	2,83	3,17
17	8,88	8,12	1,35·	1,91	2,33	2,69	3,02
18	9,40	8,60	1,28	1,82	2,22	2,57	2,87
19	9,92	9,08	1,22	1,73	2,11	2,44	2,73
20	10,44	9,56	1,15	1,63	2,00	2,31	2,58
21	10,96	10,04	1,09	1,54	1,88	2,18	2,43
22	11,48	10,52	1,02	1,45	1,77	2,05	2,29
23	12,00	11,00	0,96	1,36	1,66	1,92	2,14
24	12,52	11,48	0,90	1,27	1,55	1,79	2,04
25	13,05	11,95	0,83	1,17	1,43	1,66	1,85

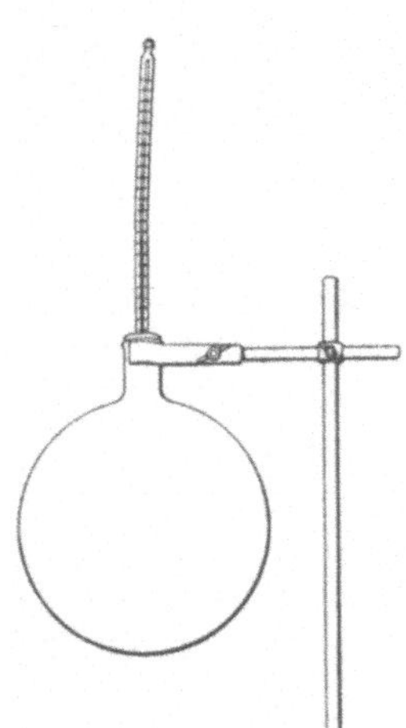

Abb. 21. Globusthermometer (nach VERNON).

Rechnungsbeispiel:

$$t_L = 19°, \quad t_W = 15°, \quad w = 0,3 \text{ m/s}$$

$$A = 9,92$$
$$B = 7,17$$
$$\overline{A + B = 17,09}$$
$$-C = 2,11$$
$$\overline{A + B - C = 14,98.}$$

Die gleichwertige Temperatur t'_L wäre also
15°C.

7. Wirksame Strahlungswärme (Globusthermometer).

Um die für die Behaglichkeitswirkung eines Raumes oder einer Raumheizart in Betracht kommende „wirksame Strahlungswärme" (effectual radiation) zu ermitteln, hat in England VERNON das Globusthermometer angegeben. Es besteht aus einer mattschwarz gestrichenen kupfernen Hohlkugel von 15,2 cm Durchmesser, in die bis zur Mitte ein gewöhnliches Quecksilberthermometer eingesteckt ist (Abb. 21).

Der Unterschied zwischen der Anzeige des Globusthermometers und der eines gewöhnlichen strahlungsgeschützten Thermometers, d.h. die Strahlungsübertemperatur, wird von VERNON als Maß für die an der

Beobachtungsstelle wirksamen Strahlungswärme verwendet. Das Gerät erinnert an das resultierende Thermometer von MISSENARD. Die Trägheit des Globusthermometers ist erheblich, denn es benötigt bis zur Erreichung der Höchsttemperatur eine Einstellzeit von etwa 15 Minuten.

Nachstehend (Zahlentafel 12) seien einige Messungen wiedergegeben, die VERNON mit einem stoffbekleideten Gerät in verschiedenen Abständen von drei verschiedenen Heizquellen ausführte, wobei an den Beobachtungsstellen von meherern Personen das gleiche Wärmegefühl „angenehm warm" angegeben wurde.

Zahlentafel 12.

Heizquelle	Abstand in m	Lufttemperatur in °C	Strahlungsübertemperatur in °C	Globusthermometer in °C
Gasfeuer	1,8	9,6	7,1	16,7
	2,1	12,1	4,3	16,4
	2,8	14,0	2,6	16,6
Kamin	1,8	13,6	3,5	17,1
	1,8	15,0	1,3	16,3
	2,1	16,2	0,2	16,4
Deckenheizung . . .	2,7	16,0	0,9	16,9
	4,6	16,5	0,7	17,2

Da bei der gleichen Behaglichkeitsangabe der Versuchspersonen das Globusthermometer nicht wesentlich verschiedene Temperaturen (16,3 bis 17,2) anzeigt, so schließt VERNON, daß es zur angenäherten Messung der Behaglichkeitswirkung verschiedener Wärmequellen brauchbar sei.

Nachprüfungen haben aber ergeben, daß das Gerät keine allgemeingültigen Anhaltspunkte zur Behaglichkeitsbeurteilung liefern kann, weil es je nach den Umgebungsverhältnissen auf Luftbewegungen ganz verschieden anspricht. Haben nämlich Wand- und Raumtemperatur denselben Wert, so bleiben Luftbewegungen ohne Einfluß auf das Gerät, liegen aber die Wandtemperaturen unter der Lufttemperatur, so gleicht sich mit zunnehmender Luftbewegung die Anzeige der Höhe der Lufttemperatur an. Von BEDFORD[1] sind Ableitungen entwickelt worden, die mit Hilfe des Globusthermometers und des trockenen Katathermometers erlauben, die gleichwertige Temperatur zu ermitteln.

8. Abkühlungsmeßgeräte.

Hierzu rechnen (meist mit Registriereinrichtung versehene) Instrumente, die ebenfalls der Messung von *Klimasummengrößen* dienen. Sie geben in komplexem Zahlenausdruck den durch das Zusammenwirken

---

[1] BEDFORD: J. of Hyg. **34**, 458 (1934).

der einzelnen Klimafaktoren für den Menschen zustande kommenden
Wärmeentzug an. Alle Abkühlungsmeßgeräte benutzen einen über die
Temperatur der Umgebungsluft erwärmten physikalischen Meßkörper,
dem Wärme durch seine Umgebung entzogen wird. Die auf ihn ausgeübte
Abkühlungswirkung kann entweder als Abkühlungs*größe*, d.h. als die
dem Körper bei gleichbleibender Oberflächentemperatur je Zeit- und
Oberflächeneinheit entzogene Wärmemenge gemessen oder als Ab-
kühlungs*temperatur* bestimmt werden, wie sie sich bei gleichbleibender
Wärmezufuhr zum Meßkörper durch seine dem Wärmeentzug adäquat
sich einstellende Oberflächentemperatur ausdrückt.

Nach den Gesetzen des Wärmeübergangs hängt die auf den Meß-
körper ausgeübte Abkühlungswirkung nicht nur von dem physikalischen
Zustand der Umgebung, sondern auch von der
Oberflächentemperatur, Größe, Form und Ober-
flächenbeschaffenheit des benutzten Körpers ab.
Die Abkühlungsgröße oder Abkühlungstemperatur

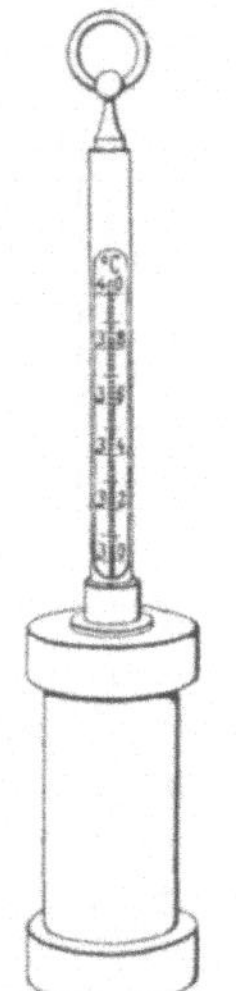

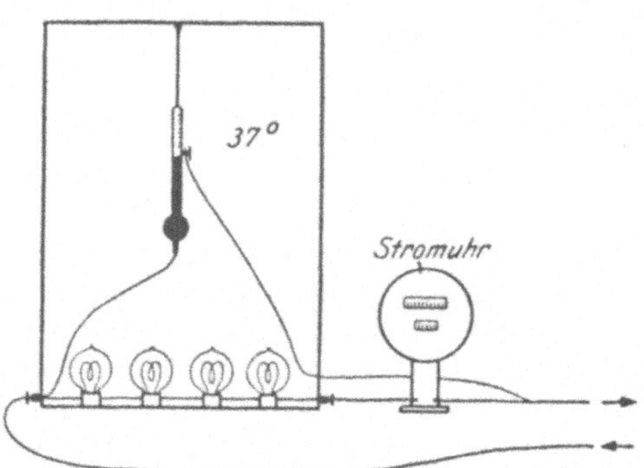

Abb.22. Homöotherm.   Abb.23. Wetterfrigorimeter (nach SCHADE).

stellt daher keine eindeutige Größe zur Kennzeichnung eines Luftzustandes dar, wie etwa die Temperatur und Geschwindigkeit der Luft.
In der gleichen Umgebung können vielmehr so viele Abkühlungsgrößen
oder -temperaturen bestimmt werden, wie verschiedene Abkühlungs-
geräte zur Verfügung sind.

a) *Homöotherm.* Das von FRANKENHÄUSER[1] angegebene Homöotherm (Abb.22) besteht aus einem zylindrischen, mit Wasser gefüllten
Gefäß aus dünnem Kupferblech, in das ein gewöhnliches Thermometer
mit einem Anzeigebereich von 30—40° eingeführt ist. Der Kupfer-
zylinder ist mit 100 cm² Oberfläche und 100 cm³ Inhalt so gewählt wor-

---

[1] FRANKENHÄUSER: Z. Baln. **4**, 439 (1911/12).

den, daß eine Temperaturabsenkung seines Wasserinhaltes um 1° einem Wärmeverlust von 1 g cal/cm² entspricht. Die Erwärmung des Gerätes auf 35° erfolgt an dem Zylindermantel mittels einer Flamme. Der Homöotherm hat wegen seiner unhandlichen Bauart und seiner Fehlerquellen keine Bedeutung erlangt.

b) *Wetterfrigorimeter.* Bei dem von SCHADE[1] angegebenen Wetterfrigorimeter (Abb. 23) handelt es sich um ein großes, allseitig gegen die Außenluft abgeschlossenes Wassergefäß, dessen Inhalt durch elektrische Heizung mit thermostatischer Regelung auf 37° gehalten wird. Der jeweils zur Aufrechterhaltung dieser Temperatur benötigte und an einer Uhr abzulesende Heizstrom wird als Maß für die Abkühlungsstärke der das Gerät umspülenden Außenluft benutzt.

c) *Abkühlungsschreiber.* Der von JÖTTEN und GRUBE[2] angegebene Abkühlungsschreiber (Abb. 24) benutzt einen elektrisch beheizbaren Zylinder von 40 cm Höhe und 11 cm Durchmesser. Er ist von einem starken Drahtnetz umhüllt, über das noch ein feiner Fliegendraht angeordnet ist. Darüber können noch ein oder zwei Umhüllungen aus Verbandmull gelegt werden. Zur Temperaturregelung werden sog. Stabregler verwendet, die je nach

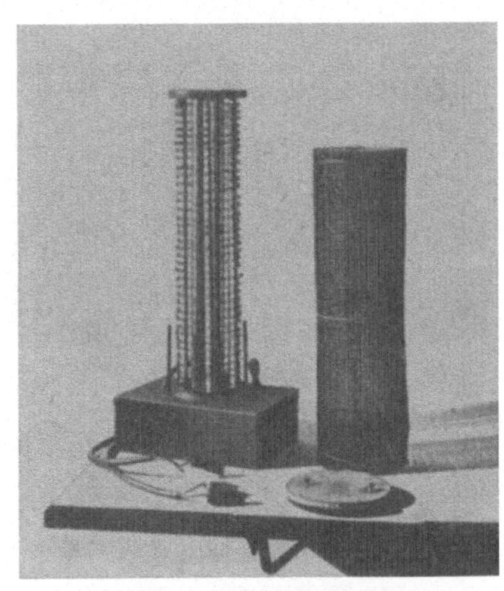

Abb. 24. Abkühlungsschreiber
(nach JÖTTEN u. GRUBE).

dem gewünschten Meßbereich auf 35—38° oder 35—40° usw. eingestellt sind. Die Heizdrahtlänge kann ebenfalls nach Bedarf abgestuft werden, um ganz verschiedenen Abkühlungsansprüchen (Sommer, Winter, Versammlungsräume usw.) entsprechen zu können. Der zur Heizung des Abkühlungskörpers benötigte Strom wird selbsttätig in Form einer Verbrauchszickzackkurve in Abhängigkeit von der Zeit aufgeschrieben.

d) *Davoser Frigorimeter.* Das von THILENIUS und DORNO[3] entwickelte Davoser Frigorimeter (Abb. 25) mißt die Abkühlungs*größe* und besteht aus einer elektrisch beheizbaren, massiven, geschwärzten Kupferkugel K von 7,5 cm Durchmesser, in der ein kleines, für Kontrollab-

---

[1] BETHE, v. BERGMANN, EMBDEN, ELLINGER: Handb. norm. u. path. Physiol. **17**, Corr. III, S. 398. Berlin: Springer 1925.
[2] JÖTTEN u. GRUBE Gesundh.-Ing. **57**, 669 (1934).
[3] THILENIUS u. DORNO: Meteorol. Z. **48**, 254 (1931).

lesungen bestimmtes Thermometer und außerdem ein zur Betätigung eines Relais dienendes Widerstandsthermometer eingeführt sind. Die Kugel ist mit einem Schaltbrett verbunden, auf dem sich eine Uhr Z nebst Steckkontakt und Relais R sowie zwei Vorschaltwiderstände befinden. Von hier aus erfolgt der Anschluß des Geräts an das Leitungsnetz. Die Kugel wird dauernd auf etwa 36,5° gehalten; die Uhr läuft nur, wenn der Kugel Heizstrom zufließt. Je nach der Kühlwirkung der Umgebung kann der Kugel ein Heizstrom von 5 oder 20 oder 80 mg cal/cm² · s zugeführt werden. Steigt ihre Temperatur über 36,5°, so wird vom

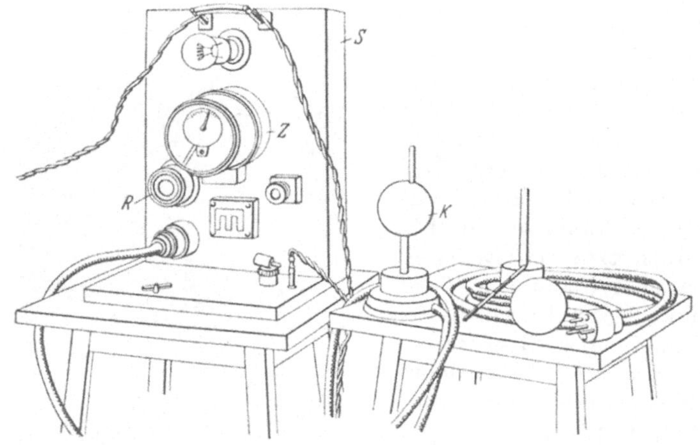

Abb. 25. Davoser Frigorimeter. (Aus KLEINSCHMIDT; Handbuch der meteorologischen Instrumente. Berlin; Springer 1935.)

Relais der Heizstrom ausgeschaltet, fällt die Temperatur um 2 bis 3 Zehntelgrade unter 36,5°, so wird der Strom wieder eingeschaltet. Im genau gleichen Zeitmaß wird auch die Uhr an- und abgestellt.

Ist q die gewählte Wärmezufuhr, z die an der Meßuhr abgelesene Gesamtzeit der Heizintervalle und z' die gesamte Versuchsdauer, so erhält man mit

$$A = \frac{z}{z'} \cdot q \; (\text{mgcal/cm}^2 \cdot \text{s})$$

die mittlere Abkühlungsgröße während der Beobachtungsdauer.

Beispiel: Die erste Ablesung erfolge um 8,30 Uhr und die Zähluhr zeige 2 Uhr 10 Minuten. Die zweite Ablesung geschehe um 16,10 Uhr und ergebe einen Zähluhrstand von 4 Uhr 6 Minuten. In der Gesamtzeit von 7 Stunden 40 Minuten = 460 Minuten ist dann 1 Stunde und 56 Minuten = 116 Minuten lang geheizt worden. Hat der Heizstrom während der Meßdauer 20 mg cal/cm² · s betragen, so ergibt sich die mittlere Abkühlungsgröße zu

$$\frac{116}{460} \cdot 20 = 5{,}04 \text{ mg cal/cm}^2 \cdot \text{s}.$$

Werden beim Frigorimeter nach dem Vorgehen von ROOSE[1] eine schwarze und eine blanke Meßkugel verwendet, so lassen sich mit Hilfe bestimmter Formeln genaue Bestimmungen der Luftgeschwindigkeit, der mittleren Wandtemperatur und der resultierenden Temperatur (vgl. S. 47) durchführen, die für die Beurteilung von Heizungsarten wichtige Aufschlüsse geben können.

Da für das Ausmaß der Ein- und Ausstrahlung der Schwärzegrad des Meßkörpers eine wesentliche Rolle spielt, ist seine unveränderliche Gleichmäßigkeit erforderlich, wenn die mit verschiedenen Geräten erhaltenen Ergebnisse vergleichbar sein sollen. Nach Untersuchungen von BÜTTNER[2] dürfte er bei den damals in Gebrauch gewesenen Geräten zwischen 50 und nahezu 100% geschwankt haben.

e) *Frigorigraph.* Der von PFLEIDERER und BÜTTNER[3] entwickelte Frigorigraph zur Messung der Abkühlungs*temperatur* zeichnet sich durch eine bessere Anpassung des Abkühlungskörpers an die Wärmeübergangsverhältnisse an der menschlichen Haut aus. Die Anpassung erforderte eine Vergrößerung der Abkühlungskugel auf 15 cm Durchmesser (statt 7,5 beim Frigorimeter), einen besonderen in der Strahlzahl mit der Haut übereinstimmenden, mattgelben Farbanstrich und eine bei den verschiedensten Umgebungseinflüssen der jeweiligen mittleren Hauttemperatur nahekommende Oberflächentemperatur der Kugel. Von der Abkühlungskugel gehen zwei Leitungspaare aus, von denen das eine zum Schaltkasten führt, das andere der Zuführung des Heizstromes dient. Erforderlich ist Gleich- oder Wechselstrom von 0,4 A oder eine Spannung von 20 V an den Enden der Heizleitung. Die Kugel selbst besteht aus zwei konzentrischen Kupferhohlkugeln. An der Innenwand der inneren Kugel befindet sich die Heizwicklung und zwischen den beiden Kugeln die Wicklung des Widerstandsthermometers. Der Kugel wird durch die Heizwicklung dauernd die gleiche Wärmemenge je Zeiteinheit zugeführt. Das Widerstandsthermometer befindet sich in einer Brückenschaltung, worin der Schleifdrahtwiderstand durch feste abgestufte Widerstände ersetzt ist. Die dazugehörigen Stöpselstufen sind von 10 zu 10° geeicht, so daß bei der benutzten Schaltung, z.B. bei der Stöpselstufe 2

---

[1] ROOSE, H.: Neue elektro-thermische Meßmethoden zur Kennzeichnung eines Raumklimas. Diss. Techn. Hochschule. Zürich 1937.

[2] BÜTTNER: Meteorol. Z. **50**, 125 (1933).

[3] Vgl. PFLEIDERER-BÜTTNER: Grundlagen der Hautthermometrie. Leipzig: Barth 1935. (Daselbst weiteres Schrifttum.)

und einem Galvanometerausschlag von 13 Skalenteilen sich eine Abkühlungstemperatur von $10 \cdot 2 + 13 = 33°$ ergibt. Augenblickswerte sind sofort ablesbar. Inwieweit die letztere mit der mittleren Hauttemperatur des ruhenden, nackten, menschlichen Körpers übereinstimmt, ist aus Zahlentafel 13 ersichtlich.

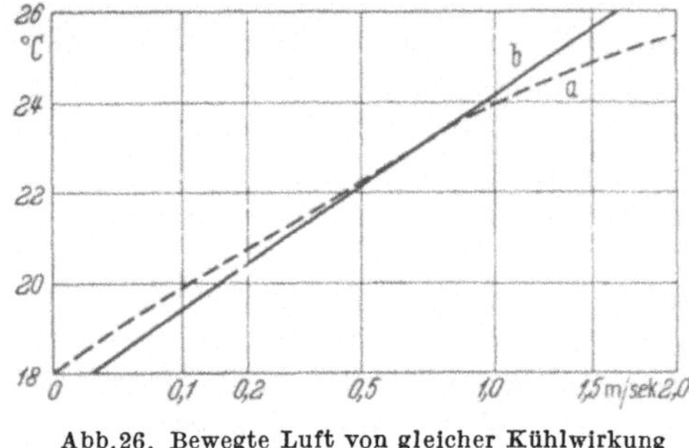

Abb. 26. Bewegte Luft von gleicher Kühlwirkung (nach PFLEIDERER-BÜTTNER).

Zahlentafel 13.

Abkühlungs- temperatur der Kugel °C	Mittlere Hauttemperatur °C
20	23,5
25	26,8
30	30,3
35	33,7
40	36,0

Nach Versuchen von PFLEIDERER und BÜTTNER stehen auch der Wärmeumsatz und die Wasserdampfabgabe des Menschen in enger Beziehung zu der mit dem Frigorigraphen gemessenen Abkühlungstemperatur.

Daß Abkühlungsmeßgeräte verschiedenster Bauart, sofern sie nur sinnvoll konstruiert und zweckentsprechend angewendet werden, *gleichwertige physiologische Aussagen* machen, zeigt Abb. 26. Hierin entspricht a) der mit dem Frigorigraphen gemessenen Abkühlungstemperatur von 30° und b) der mit dem Katathermometer bestimmten Behaglichkeitsziffer 3,4.

9. Katathermometrie.

Das Vorhandensein verschiedener Abkühlungsmeßgeräte hat zweifellos den Nachteil, daß die an verschiedenen Orten und mit verschiedenen Geräten gemessenen Abkühlungsgrößen nicht unmittelbar miteinander vergleichbar sind, und es zur Umrechnung der einen Größe in die andere immer besonderer Untersuchungen bedarf. Dieser Nachteil kann nur durch eine Vereinheitlichung des Abkühlungsmeßverfahrens beseitigt werden. Als der bedeutsamste Schritt in dieser Hinsicht darf die Ermittlung von Abkühlungsgrößen mit dem von HILL angegebenen Katathermometer[1] betrachtet werden, weil dieses Gerät wegen seiner Billigkeit und Einfachheit im Vergleich zu den vorher beschriebenen Abkühlungsgeräten für jedermann leicht beschaffbar und verwendbar ist, und weil selbst die oft notwendige gleichzeitige Messung mit meh-

---

[1] The Kata-Thermometer in Studies of Body Heat and Efficiency, London: His Majesty's Stationary Office 1923.

reren Katathermometern, z. B. an verschiedenen Stellen eines Raumes, noch keine erheblichen Geldkosten verursacht. Tatsächlich ist das Katathermometer auch schon seit drei Jahrzenten bei zahlreichen raum- und außenklimatischen Untersuchungen benutzt worden, so daß bereits ein umfangreiches, für weitere Arbeiten wertvolles Vergleichsmaterial vorliegt.

a) Trockenes Katathermometer.

α) Beschreibung und Gebrauch des Instrumentes. Das von dem englischen Hygieniker LEONARD HILL geschaffene Katathermometer ist in Abb. 27 dargestellt und wird in derselben Form und mit den gleichen Abmessungen noch heute gebraucht. Es ist ein Alkohol- oder Quecksilberstabthermometer mit großem Flüssigkeitsgefäß. Dieses soll immer eine Länge von 4 cm zwischen Stielansatz und unterer Kuppe und einen Außendurchmesser von 1,8 cm haben, damit alle Katathermometer die gleiche Gefäßoberfläche und das gleiche Gefäßvolumen besitzen. Auf dem Thermometerstiel sind nur die beiden Temperaturen 38° und 35° vermerkt, deren Mittelwert von 36,5° etwa der mittleren menschlichen Körpertemperatur gleichkommt. Die Kapillare besitzt eine untere und eine obere Erweiterung. Erstere dient der Verkürzung des Flüssigkeitsfadens bis zur Temperatur von 35°, letztere der Flüssigkeitsaufnahme bei Erwärmung über 38°.

Für den Gebrauch des Instruments sind die ausführlichen Hinweise auf S. 65 zu befolgen.

β) Die physikalische Grundgleichung der Abkühlungsgröße. Dem Gefäß des Katathermometers wird bei der Abkühlung von 38 auf 35°, also in der Zeit z immer die gleiche Wärmemenge Q' entzogen. Nach HILL wird aber nicht Q', sondern die auf 1 cm² der Gefäßoberfläche bezogene Wärmemenge Q benutzt, die durch Eichung ermittelt und deren Wert in mg cal/cm² auf dem Thermometerstiel eingeätzt wird. Unter Vernachlässigung der geringen, vom Gefäß zum Stiel durch Leitung abfließenden Wärme kann man nach den Gesetzen des Wärmeüberganges für Q folgende Gleichung ansetzen:

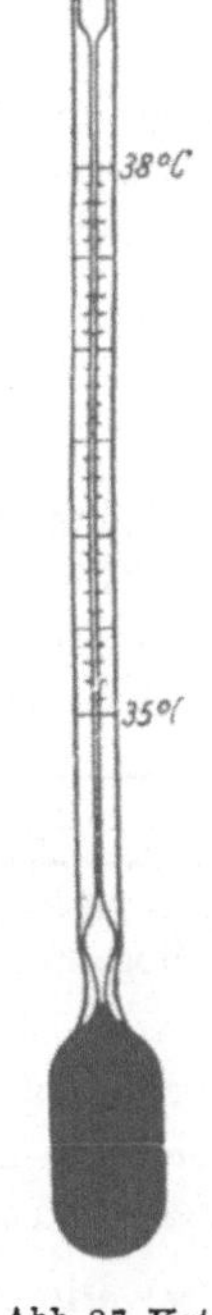

Abb. 27. Katathermometer.

$$Q = \alpha \cdot \Theta_m \cdot z \text{ in mg cal/cm}^2.$$

Darin ist:

$\Theta_m = 36{,}5 - t_L$ der mittlere Temperaturunterschied zwischen Gefäßoberfläche und Luft in °C, α die mittlere äußere Wärmeübergangszahl in mg cal/cm² $\cdot s \cdot$ °C. Bildet man den Bruch $A = Q/z$, so erhält man die gesuchte, unter III. 8. (S. 51) definierte Abkühlungsgröße, die häufig auch ,,Katawert'' oder ,,Kühlstärke der Luft'' genannt wird. Für A gilt dann:

$$A = Q/z = \alpha \cdot \Theta_m = \alpha (36{,}5 - t_L) \text{ in mg cal/cm}^2 \cdot s.$$

Das Katathermometer wird in den meisten Fällen mit trockener Gefäßoberfläche benutzt, und die so gemessene Abkühlungsgröße A wird daher als ,,trockene Abkühlungsgröße'' bezeichnet zum Unterschiede von der feuchten Abkühlungsgröße A_f, die man erhält, wenn über das Gefäß ein befeuchteter Musselinstrumpf gezogen wird. Im folgenden ist mit der Bezeichnung Abkühlungsgröße immer die trockene gemeint.

Da es sich beim Katathermometer um einen Abkühlungsvorgang zwischen den Temperaturen 38° und 35° handelt, so sollte nach dem NEWTONschen Abkühlungsgesetz der mittlere Temperaturunterschied Θ_m nach der folgenden logarithmischen Formel berechnet werden:

$$\Theta_m = \frac{38-35}{\ln \dfrac{38 - t_L}{35 - t_L}}$$

In nachstehender Zahlentafel 14 sind einige mit dieser Formel und mit $\Theta_m = 36{,}5 - t_L$ berechnete Werte des mittleren Temperaturunterschiedes zusammengestellt:

Zahlentafel 14.

t_L	0°	10°	20°	25°	28°	30°	32°	34°
$\Theta_m = 36{,}5 - t_L$ . .	36,5	26,5	16,5	11,5	8,5	6,5	4,5	2,5
Θ_m (log. Formel) .	36,5	26,5	16,5	11,45	8,39	6,38	4,33	2,16

Hieraus ist zu ersehen, daß man bei Lufttemperaturen über 25° den mittleren Temperaturunterschied Θ_m mit der logarithmischen Formel berechnen muß.

γ) Die Abkühlungsgröße A_r in ruhiger Luft. Unter ruhiger Luft in der Umgebung eines Katathermometers wird die Luft eines Raumes verstanden, dessen völlig dichte Umschließungswände an allen Stellen die gleiche Temperatur wie die eingeschlossene Luft haben. In einem solchen Raum kann keine andere Luftbewegung zustande kommen als der am erwärmten Thermometergefäß erzeugte geringe Auftrieb der Luft. Diese Auftriebsbewegung wird freie Konvektion oder freie Strömung genannt, im Gegensatz zur erzwungenen Strömung, wobei bewegte Luft auf das Thermometergefäß trifft. Nach HILL lautet die

Gleichung für die Abkühlungsgröße in ruhiger Luft.

$$A_r = 0{,}27 \cdot \Theta_m.$$

HILL rechnet also für alle Lufttemperaturen mit einer gleichbleibenden Wärmeübergangszahl von $\alpha_r = 0{,}27$. Diese Annahme HILLS steht nicht nur mit den Gesetzen des Wärmeüberganges, sondern auch mit seinen eigenen Versuchsergebnissen in Widerspruch. Aus den letzteren konnte BRADTKE die Formel:

$$A_r = 0{,}22 \cdot \Theta_m{}^{1,06} = \underbrace{0{,}22 \cdot \Theta_m{}^{0,06}}_{\alpha_r} \cdot \Theta_m$$

ableiten, die 1928 veröffentlicht wurde[1].

Den Wärmeübergangsgesetzen entsprechend, zeigt diese Formel deutlich die Veränderlichkeit der Wärmeübergangszahl α_r mit der Übertemperatur Θ_m. Ohne hiervon zu wissen, kamen im Jahre 1933 BEDFORD und WARNER[2] ebenfalls zu dem Ergebnis, daß die Abkühlungsgröße in ruhiger Luft von der 1,06ten Potenz der Übertemperatur Θ_m abhängig ist.

Da in Wirklichkeit ruhige Luft in den uns umgebenden Räumen nicht vorkommt, so haben die vorstehenden Angaben hauptsächlich für die Eichung von Katathermometern Bedeutung, die gewöhnlich in einem Eichkasten (Thermostaten) mit ruhiger Luft durchgeführt wird[3].

In der nachstehenden Zahlentafel 15 sind für verschiedene Lufttemperaturen die Abkühlungsgrößen A_r in ruhiger Luft zusammengestellt.

Zahlentafel 15.

t_L	0°	5°	10°	15°	20°	25°	30°	34°
Θ_m	36,5	31,5	26,5	21,5	16,5	11,45	6,38	2,16
$\Theta_m{}^{0,06}$ . . .	1,241	1,230	1,217	1,202	1,183	1,158	1,118	1,047
α_r	0,273	0,271	0,268	0,265	0,261	0,255	0,246	0,230
A_r	9,96	8,54	7,10	5,70	4,31	2,94	1,57	0,50

δ) **Der Eichwert des Katathermometers.** Definitionsgemäß bezeichnet er die dem Gerät bei seiner Abkühlung von 38 auf 35° entzogene Wärmemenge je 1 cm² der Gefäßoberfläche. Wird die Eichung in einem Eichkasten mit ruhiger Luft vorgenommen, so gilt nach β) und γ) für den Eichwert Q die Gleichung:

$$Q = A_r \cdot z = 0{,}22 \cdot \Theta_m{}^{1,06} \cdot z.$$

---

[1] RIETSCHELS Leitfaden der Heiz- und Lüftungstechnik. 8. Aufl., S. 148. Berlin: Springer 1928.

[2] BEDFORD u. WARNER: J. of Hyg. **33**, 330 (1933).

[3] SCHULZE und FABER: Eichung von Katathermometern. Glückauf 1927, H. 46.

Man braucht also zur Ermittlung des Eichwertes nur die Lufttemperatur t_L im Eichkasten und die Abkühlungszeit z zu messen. Nach Einsetzen der Beobachtungswerte von t_L und z in die vorstehende Gleichung erhält man durch eine einfache Rechnung den Eichwert Q. Die Eichung ist aber nur dann einwandfrei, wenn die Wandtemperatur des Kastens mit der darin herrschenden Lufttemperatur übereinstimmt. Der so ermittelte Wert für Q kann der traditionelle Eichwert genannt werden, weil die Katathermometer bisher immer in der angegebenen Weise in ruhiger Luft und unter Anwendung der berichtigten HILLSCHEN Gleichung geeicht werden, und weil — bis auf eine später zu erörternde Ausnahme — bei allen katathermometrischen Messungen und Untersuchungen der letzten Jahrzehnte stets der in ruhiger Luft gefundene Eichwert Q zur Berechnung der Abkühlungsgröße A benutzt wurde.

Sehr bedeutsam für die Katathermometrie war die Feststellung englischer Forscher, daß der traditionelle Eichwert nicht die dem Katathermometer tatsächlich entzogene Wärmemenge je 1 cm² der Gefäßoberfläche darstellt. BEDFORD und WARNER[1] eichten drei Katathermometer in ruhiger Luft und zum Vergleich auf kalorimetrischem Wege. Dabei ergab die kalorimetrische Methode im Durchschnitt einen um 20% höheren Eichwert als die übliche Eichmethode. Die Ergebnisse der beiden Forscher sind in der folgenden Zahlentafel enthalten.

Zahlentafel 16.

Gerät	Eichwert gemessen		Unterschied in %	Mittlerer Unterschied
	in ruhiger Luft	kalorimetrisch		
A	467	561	20,1	
B	454	568	25,1	etwa 20%
C	477	560	17,4	

Da dem kalorimetrischen Verfahren wegen der geringen von der Kalorimeterflüssigkeit aufzunehmenden Wärmemenge keine große Genauigkeit zugesprochen werden kann, hat BRADTKE[2] die Eichziffer aus dem Wasserwert eines Katathermometergefäßes mit vorschriftsmäßigen Abmessungen und mit Alkohol- und Quecksilberfüllung berechnet. Der so ermittelte Eichwert liegt ebenfalls um 20% höher als der durchschnittliche traditionelle Eichwert von Alkohol- und Quecksilberkatathermometern. Zur weiteren Bestätigung des festgestellten Unterschiedes zwischen dem tatsächlichen und traditionellen Eichwert konnten noch Abkühlungsmessungen von HAUSEN[3] mit gewöhnlichen Thermometern

---

[1] BEDFORD u. WARNER s. Fußnote S. 59.

[2] BRADTKE, F.: Die katathermometrische Feststellung der mittleren Strahlungstemperatur der Umgebung. Gesundh.-Ing. **72**, 1 (1951).

[3] HAUSEN, H.: Z. techn. Physik 1924, S. 169.

von verschiedenem Gefäßdurchmesser verwendet werden, wobei die Abhängigkeit der Wärmeübergangszahl α vom Gefäßdurchmesser d ermittelt wurde. Aus der Beziehung $\alpha = f(d)$ ergibt sich die Wärmeübergangszahl für das Gefäß des Katathermometers wieder um 20% größer als bei ihrer Berechnung aus dem traditionellen Eichwert.

Bezeichnet man die absolute, d.h. tatsächliche Eichziffer mit Q_a, so darf die durch verschiedene Ermittlungsverfahren erhaltene Beziehung:

$$Q_a = 1{,}2 \cdot Q$$

als genügend gesichert betrachtet werden. Es sei schon hier bemerkt, daß der Eichwert Q_a nur dann gebraucht wird, wenn bei einer Messung der Wärmeaustausch durch Strahlung zwischen dem Thermometergefäß und der Umgebung zahlenmäßig zu berücksichtigen ist. Bei allen übrigen Anwendungsmöglichkeiten des Katathermometers ist der traditionelle Eichwert beizubehalten. Wegen der vielen bereits vorliegenden Versuchsergebnisse würde eine Neuorientierung auf dem Gebiete der Katamessungen nur Verwirrung stiften. Die gleiche Auffassung wird übrigens auch von BREDFORD und WARNER vertreten.

ε) **Die Abkühlungsgröße A_w in bewegter Luft.** Die unter β) angegebene Grundgleichung für die Abkühlungsgröße

$$A = \frac{Q}{2} = \alpha \cdot \Theta_m$$

gilt sowohl für ruhige als auch für bewegte Luft. Während in ruhiger Luft die Wärmeübergangszahl entsprechend der Formel:

$$\alpha_r = \frac{A_r}{\Theta_m} = 0{,}22 \cdot \Theta_m^{0{,}06}$$

nur von Temperaturunterschied Θ_m abhängt, der den Auftrieb der Luft am Thermometergefäß bewirkt, wird sie in bewegter bei den in Betracht kommenden Luftzuständen außer von der Strahlung lediglich von der Luftgeschwindigkeit w beeinflußt. Ihre Abhängigkeit von w läßt sich durch die einfache Gleichung darstellen:

$$\alpha_w = \frac{A_w}{\Theta_m} = a + b\sqrt{w}$$

HILL und seine Mitarbeiter kamen bei der Auswertung ihrer Versuche zu den beiden Formeln:

$$\alpha_w = 0{,}20 + 0{,}40\sqrt{w}, \text{ wenn } w \leq 1\,\text{m/s}$$
$$\alpha_w = 0{,}13 + 0{,}47\sqrt{w}, \text{ wenn } w \geq 1\,\text{m/s}.$$

Die Formeln sind später von WEISS[1], FABER[2] und BRADTKE[3] durch eigene Versuche nachgeprüft worden. Für Luftgeschwindigkeiten von $w = 1 = 11\,\mathrm{m/s}$ sind in Abb. 28 die Wärmeübergangszahlen α_w in Abhängigkeit von $\sqrt{w}$ dargestellt, und zwar sind hierzu die Beobachtungen von HILL, WEISS und BRADTKE benutzt. Die Versuche von WEISS bedurften aus folgendem Grunde einer Berichtigung. Er brauchte bei der Eichung seines Katathermometers die HILLsche Formel für ruhige Luft $Q = 0,27 \cdot \Theta_m \cdot z$ und erhielt damit für sein Gerät den Eichwert 510, während der richtige Wert nach der Formel $Q = 0,22 \cdot \Theta_m^{1,06} \cdot z$ nur 483 beträgt. Die berichtigten Werte von WEISS liegen, wie Abb. 28 zeigt, gut mit denen von HILL und BRADTKE auf einer Geraden, deren Gleichung lautet:

$$\alpha_w = 0,105 + 0,485\,\sqrt{w} \quad (w \geq 1,0\ \mathrm{m/s}) .$$

Diese Formel paßt sich den Versuchen noch etwas besser an als die ursprüngliche HILLsche Formel: $\alpha_w = 0,13 + 0,47\,\sqrt{w}$. Praktisch spielt

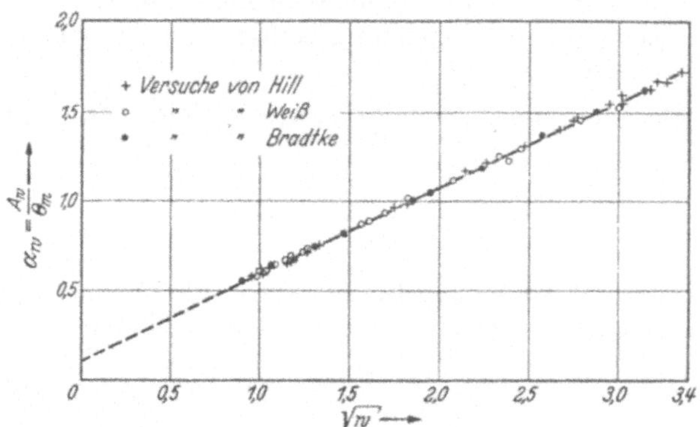

Abb. 28. Abhängigkeit der Wärmeübergangszahl α_w von der Luftgeschwindigkeit. $(w \geqq 1\ \mathrm{m/s}.)$

der Unterschied jedoch keine Rolle. Auch FABER konnte durch seine Versuche die Brauchbarkeit der HILLschen Gleichung bestätigen.

Während WEISS und FABER annehmen, daß die für $w > 1\,\mathrm{m/s}$ geltende Formel auch für kleinere Geschwindigkeiten gültig sei, folgt aus den gut übereinstimmenden Versuchswerten von HILL und BRADTKE wie auch aus Beobachtungen von BEDFORD und WARNER[4], daß für

---

[1] WEISS, P.: Die hygienischen Grundlagen der Lüftungstechnik mit spezieller Berücksichtigung der Katathermometrie. Arch. f. Hyg. 961 (1925).

[2] FABER, O. M.: Das Katathermometer als Anemometer. Einzeldarst. a. d. Geb. d. Messung- und Materialprüfungswesen 1931, H. 6.

[3] Die Versuche wurden nicht veröffentlicht.

[4] J. of Hyg. 33, 342 (1933).

Luftgeschwindigkeiten von $w < 1\,\mathrm{m/s}$ eine andere Gleichung benutzt werden muß. Abb. 29 zeigt die Versuchswerte von HILL und BRADTKE für Geschwindigkeiten im Bereich von 0,02—1 m/s. Durch die Versuchspunkte läßt sich wieder eine Gerade legen mit der Gleichung:

$$\alpha_w = 0{,}205 + 0{,}385\,\sqrt{w}\quad (w \leqq 1\,\mathrm{m/s})\,.$$

Diese Formel entspricht den Werten von HILL noch besser als seine Formel $\alpha_w = 0{,}20 + 0{,}40\ w$. Praktisch ist der Unterschied zwischen den beiden Formeln bedeutungslos. Auch BEDFORD und WARNER kamen bei ihren Messungen bei kleinen Geschwindigkeiten zu fast derselben Gleichung $\alpha_w = 0{,}196 + 0{,}40\,\sqrt{w}$. Diese übereinstimmenden Ergebnisse widerlegen die Annahme von WEISS und FABER, daß man für alle Ge-

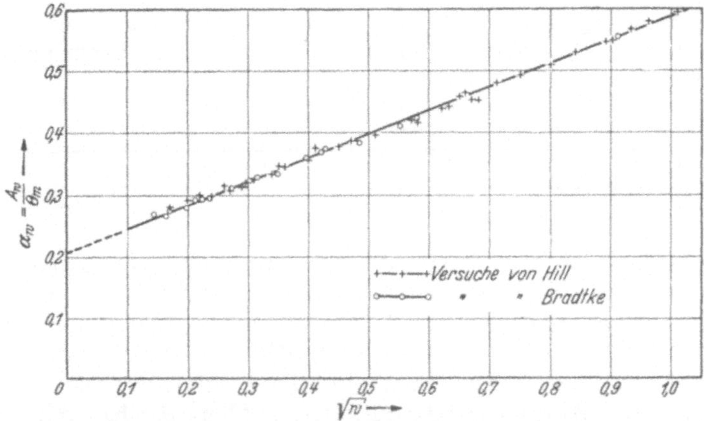

Abb. 29. Abhängigkeit der Wärmeübergangszahl α_w von der Luftgeschwindigkeit. ($w \leqq 1$ m/s.)

schwindigkeiten mit einer einzigen Formel auskommen kann. In Wirklichkeit liegen zwar die Wärmeübergangszahlen α_w in Abhängigkeit von w für den ganzen Meßbereich auf einer stetigen Kurve, die sich durch eine Potenzformel $\alpha_w = a + b \cdot w^n$ darstellen läßt. Darin hat aber der Exponent n einen höheren Wert als 0,5. Wegen des bequemen Rechnens mit der Quadratwurzel von w hat daher die von HILL vorgeschlagene Verwendung von zwei Formeln für die angegebenen Meßbereiche ihre Berechtigung.

ζ) **Der Strahlungsanteil der Abkühlungsgröße.** Die in ruhiger oder bewegter Luft gemessene Abkühlungsgröße A, die ja den Wärmeverlust des Gefäßes je Zeit- und Flächeneinheit darstellt, setzt sich immer aus dem Wärmeverlust durch Konvektion und Leitung und dem Wärmeverlust durch Strahlung zusammen. Es gilt also die Gleichung:

$$A = A_k + A_s\,.$$

Die Abkühlungsgröße A_s durch Strahlung ist von der mittleren Oberflächentemperatur t_u der Umgebung und der von Strahlzahl C der gläsernen Gefäßoberfläche abhängig und kann nach der folgenden Gleichung berechnet werden:

$$A_s = C\left[\left(\frac{273 + 36{,}5}{100}\right)^4 - \left(\frac{273 + t_u}{100}\right)^4\right] \quad [1].$$

Darin ist: $C = \varepsilon \cdot C_s$, d.h. gleich der Strahlzahl des schwarzen Körpers ($C_s = 0{,}138$), multipliziert mit dem Emissionsverhältnis ε der Gesamtstrahlung (für Glas $\varepsilon = 0{,}876$)[2].
Daher:

$$C = 0{,}876 \cdot 0{,}138 = 0{,}121.$$

In der nachstehenden Zahlentafel 17 sind die aus der Strahlungsgleichung berechneten Werte von A_s für verschiedene Umgebungstemperaturen t_u enthalten.

Zahlentafel 17.

t_u	0°	5°	10°	15°	20°	25°	30°	34°
A_s	4,38	3,87	3,34	2,78	2,18	1,56	0,89	0,31

Die Kenntnis des Strahlungsanteiles in der Abkühlungsgröße ist insofern wertvoll, als damit verschiedene katathermometrische Sonderaufgaben gelöst werden können. Im folgenden wird daher die Abkühlungsgröße A_s noch mehrfach gebraucht werden.

η) **Der Einfluß des Luftdruckes auf die Abkühlungsgröße.** Aus der Lehre von der Wärmeübertragung folgt, daß bei freier Konvektion der Konvektionsanteil A_k der Wärmeabgabe einer Heizfläche der Quadratwurzel aus dem Barometerstand verhältnisgleich ist. Die bei dem Luftdruck b in ruhiger Luft gemessene Abkühlungsgröße A_b kann daher mit Hilfe der folgenden Gleichung auf den Normaldruck von 760 mm umgerechnet werden.

$$(A_k)\,760 = (A_k)_b\,\sqrt{\frac{760}{b}}$$

Beispiel: In ruhiger Luft wird auf einer Gebirgsstation bei einem Luftdruck von $b = 600$ mm und einer Lufttemperatur von $t_L = 10°$ die Abkühlungsgröße $(A)_b = 6{,}7$ gemessen. Sie soll auf den normalen Luftdruck von 760 mm umgerechnet werden.

---

[1] Knoblauch-Hencky: Anleitung zu genauen technischen Temperaturmessungen, 2. Aufl. S. 12. München: R. Oldenbourg 1926.
[2] Schmidt, E.: Einführung in die technische Thermodynamik. 4. Aufl. Berlin: Springer 1950.

Zunächst ist der Konvektionsanteil $(A_k)_b$ zu ermitteln:

$$(A_k)_b = (A)_b - A_s .$$

In dieser Gleichung muß gemäß δ) die Abkühlungsgröße $(A)_b$ auf den absoluten Eichwert Q_a des Katathermometers bezogen werden. Es ist daher:

$$(A')_b = 1{,}2 \cdot 6{,}7 = 8{,}04 .$$

Die Abkühlungsgröße durch Strahlung ist nach Zahlentafel 17 bei $t_u = 10°$:

$$A_s = 3{,}34 .$$

Hierbei ist die mittlere Umgebungstemperatur t_u der Lufttemperatur t_L gleichgesetzt, was für die Umrechnungsaufgabe zulässig ist. Mithin erhält man:

$$(A')_{760} = 3{,}34 + (8{,}04 - 3{,}34) \cdot \sqrt{\frac{760}{600}} = 8{,}63 .$$

Bezogen auf den traditionellen Eichwert ergibt sich dann:

$$(A)_{760} = \frac{8{,}63}{1{,}2} = 7{,}19 .$$

Es zeigt sich, daß der Einfluß des Barometerstandes auf die Abkühlungsgröße gering ist und bei Änderung des Luftdruckes von 600 auf 760 mm rd. 7% beträgt.

ϑ) **Die Messung mit dem trockenen Katathermometer.** Es dürfen nur geeichte Katathermometer benutzt werden, auf deren Stiel die beiden Temperaturen 38 und 35° und die Eichziffer eingeätzt sind. Zu bevorzugen sind Instrumente mit Quecksilberfüllung, weil Quecksilber wegen seiner höheren Wärmeleitzahl zu einem rascheren Temperaturausgleich im Thermometergefäß führt als Alkohol.

Zur Messung wird das Katathermometer in einer Thermosflasche, die mit Wasser von 50—70° gefüllt ist, so lange aufgewärmt, bis die Thermometerflüssigkeit in die obere Erweiterung der Kapillaren gestiegen ist und diese zu etwa ein Viertel ihres Volumens angefüllt hat. Sodann wird das Gerät schnell, aber sorgfältig mit einem weichen Tuch abgetrocknet, wobei besonders auf gute Trocknung des Überganges zwischen Stiel und Gefäß zu achten ist. Eine einseitige Erwärmung des Gefäßes mit einer Flamme ist nicht zulässig.

Das so vorbereitete Instrument wird an der Meßstelle in der Weise aufgehängt, daß ein Pendeln ausgeschlossen ist. Zu diesem Zweck wird es mit seinem oberen Ende fest in einen durchbohrten Gummistopfen gesteckt, dessen Bohrung so eng ist, daß es nicht von selbet herausrutschen kann. Mit diesem Stopfen wird das Gerät in die Halteklemme eines Stativs od. dgl. geklemmt.

Mit der Stoppuhr wird dann möglichst auf Zehntelsekunden genau festgestellt, welche Zeit der Faden braucht, um von 38 auf 35° zu fallen. Jede Messung der Abkühlungsgröße ist mindestens zweimal durchzuführen.

Das zur gleichzeitigen Messung der Lufttemperatur benutzte Thermometer, das etwa 20 cm vom Katathermometer entfernt am gleichen Stativ aufgehängt wird, soll eine Ablesegenauigkeit von 0,1° besitzen. Die Skalenteilung muß daher $\frac{1}{5}$ Grad betragen.

Der Beobachter hat darauf zu achten, daß er selbst keine zusätzliche Luftbewegung am Beobachtungsort hervorruft und während der Abkühlzeit des Katathermometers sich nicht in zu großer Nähe des Thermometers befindet.

Die Abkühlungsgröße ergibt sich durch Division des Eichwertes durch die gestoppte Zeit.

b) Feuchtes Katathermometer.

Ist das Gefäß des Katathermometers während der Messung von einer feuchten Musselinhülle umgeben, so wird der Abkühlungsvorgang wesentlich beschleunigt, weil zu der Wärmeabgabe durch Konvektion und Strahlung noch der hohe Betrag des Wärmeverlustes durch Verdunstung hinzukommt. Dies hat zur Folge, daß die Abkühlungsgröße A_f des feuchten Gerätes etwa dreimal so groß ist wie die des trockenen.

Bei Aufstellung von Formeln für die Abhängigkeit der Größe A_f von der Temperatur, relativen Feuchte und Bewegung der Luft ist zu beachten, daß für den Wärmeverlust durch Strahlung die Temperatur der Umgebungsflächen, für die Summe der Wärmeverluste durch Konvektion und Verdunstung außer der Luftbewegung der Wärmeinhalt der Umgebungsluft maßgebend ist. Die Gleichung für bewegte Luft muß daher folgende Gestalt haben:

$$1{,}2 \cdot A_f = C_f \left[\left(\frac{273 + 36{,}5}{100} \right)^4 - \left(\frac{273 + t_u}{100} \right)^4 \right] + (a + b \cdot w^n) \cdot (i' - i) \, .$$

Hierin bedeuten:

C_f die Strahlzahl der feuchten Musselinoberfläche,
i' den Wärmeinhalt gesättigter Luft bei 36,5°,
i den Wärmeinhalt der Umgebungsluft.

$t_u = t_L$ (wenn t_u nicht bekannt ist, wird t_L dafür eingesetzt). Da das Strahlungsglied gesondert berücksichtigt wird, muß gemäß δ) A_f auf den absoluten Eichwert bezogen und daher mit 1,2 multipliziert werden.

Auf eine Darstellung der Gleichung in Zahlenwerten kann hier verzichtet werden, da von uns eine Verwertung der Größe A_f zunächst nicht beabsichtigt wird, weil die Bedeutung dieser Größe zur Beurteilung klimatischer Umwelteinflüsse auf den Menschen noch nicht klar genug zu erkennen ist. Zwar liegen einige Untersuchungen vor, die für eine Verwertbarkeit der Größe unter klimatisch sehr erschwerten Arbeitsbedingungen sprechen, wo die Entwärmung des Körpers als ausgesprochene Hitzeabwehr über eine starke Schweißverdunstung vor sich geht. Da unter solchen Bedingungen — und gerade hier auch in großer Abhängigkeit von der Gewöhnung — die vom Menschen bewältigte Arbeitsleistung die Schwere der klimatischen Bedingungen kennzeichnet, wird es bei Verwendung der feuchten Abkühlungsgröße erforderlich sein, ihren Zusammenhang mit dem Zeitpunkt des Auftretens von Ermüdungs- und Erschöpfungszuständen nachzuweisen. Darüber liegen unseres Wissen heute aber noch zu wenig Erfahrungen vor, um zu einem endgültigen Urteil gelangen zu können.

Da das zur Bestimmung der feuchten Abkühlungsgröße verwendete Katathermometer ein bekleidetes Instrument ist, sei bei dieser Gelegenheit darauf hingewiesen, daß das trockene Gerät bereits auch für kleidungshygienische Untersuchungen zur Ermittlung des Wärmehaltungsvermögens von Stoffen, Pelzen u. dgl. mit Erfolg benutzt worden ist. Bei diesen Versuchen sind einige Bedingungen zu beachten, auf die hier nicht eingegangen werden soll, da sie von UGLOW, KROTKOW und MARTISCHENJA[1] genau beschrieben worden sind.

c) Versilbertes Katathermometer.

Den bisher für das trockene Katathermometer aufgestellten Formeln für ruhige und bewegte Luft liegt die Annahme zugrunde, daß die Temperatur der Umgebungsluft mit derjenigen der Umgebungsflächen übereinstimmen ($t_L = t_U$). Ist dies nicht der Fall, sondern sind störende Strahlungseinflüsse vorhanden, etwa von Heizquellen oder kalten Wänden, Fenstern o. ä., so kann man aus der in solcher Umgebung gemessenen Abkühlungsgröße die Stärke der Luftbewegung nicht mehr genau genug ermitteln. Man war daher bemüht, Katathermometer herzustellen, die auf Strahlungseinflüsse weniger stark ansprechen. Dieses Ziel ist durch Versilberung der Gefäßoberfläche erreicht worden.

Wie unter a_b der Strahlungsanteil A_s des gewöhnlichen Katathermometers berechnet wurde, so ist auch der Strahlungsanteil A_s' des versilberten Gerätes zu ermitteln. Die Gleichung für den Strahlungsaustausch lautet in diesem Fall:

$$A_s' = C' \left[\left(\frac{273 + 36{,}5}{100} \right)^4 - \left(\frac{273 + t_U}{100} \right)^4 \right].$$

$C' = \varepsilon \cdot C_s$ ist die Strahlzahl der versilberten Gefäßoberfläche. Das Emissionsverhältnis ε der Gesamtstrahlung hängt von der Güte der Versilberung ab. Für die in der letzten Zeit hergestellten versilberten

---

[1] UGLOW, KROTKOW u. MARTISCHENJA: Z. Hyg. 118, 697 (1936).

Katathermometer ist $\varepsilon = 0{,}1$ anzunehmen. Damit ergibt sich als Strahlzahl:

$$C' = 0{,}1 \cdot 0{,}138 = 0{,}0138 \; .$$

Ferner folgt aus den Gleichungen für den Strahlungsanteil des gläsernen und versilberten Gerätes:

$$A'_s = \frac{C'}{C} \cdot A_s = \frac{0{,}0138}{0{,}121} \cdot A_s = 0{,}114 \, A_s \; .$$

Die Werte von A_s für verschiedene Umgebungstemperaturen können aus Zahlentafel 17 entnommen werden. Die damit berechneten Strahlungsanteile A'_s des versilberten Gerätes sind in der folgenden Zusammenstellung enthalten.

Zahlentafel 18.

t_U	0°	5°	10°	15°	20°	25°	30°	34°
A'_s	0,50	0,44	0,38	0,32	0,25	0,18	0,10	0,04

Für ruhige Luft und für gleiche Luft- und Wandtemperatur ($t_L = t_U$) kann die Abkühlungsgröße A'_r für das versilberte Katathermometer leicht berechnet werden. Da der Konvektionsanteil bei dem gläsernen Instrument ebenso groß ist wie bei dem versilberten, gilt die Gleichung:

$$1{,}2 \, (A_r - A'_r) = A_s - A'_s$$

$$A'_r = A_r - \frac{A_s - A'_s}{1{,}2} \; .$$

Die Zahlenwerte von A_r, A_s und A'_s sind in den Zahlentafeln 15, 17 und 18 enthalten. Für A'_r erhält man dann die folgenden Werte:

Zahlentafel 19.

$t_L = t_U$	0°	5°	10°	15°	20°	25°	30°	34°
Θ_m	36,5	31,5	26,5	21,5	16,5	11,5	6,38	2,16
A'_r	6,72	5,68	4,63	3,65	2,70	1,74	0,91	0,27

Die Abhängigkeit der Größen A'_r von Θ_m läßt sich darstellen durch die Gleichung:

$$A'_r = 0{,}1075 \cdot \Theta_m^{1{,}15} \; .$$

Diese Formel kann für die Eichung versilberter Thermometer in ruhiger Luft benutzt werden.

Die Abkühlungsgröße A'_w des versilberten Katathermometers in bewegter Luft kann in gleicher Weise wie die Abkühlungsgröße A'_r in ruhiger Luft berechnet werden. Hierzu dient die Gleichung:

$$A'_w = A_w - \frac{A_s - A'_s}{1,2}.$$

Nach Einführung der Wärmeübergangszahlen lautet die Gleichung:

$$A'_w = \alpha_w \cdot \Theta_m - \frac{\alpha_s - \alpha'_s}{1,2} \cdot \Theta_m,$$

oder:

$$A'_w = \left(\alpha_w - \frac{\alpha_s - \alpha'_s}{1,2}\right) \cdot \Theta_m.$$

Darin ist nach den Ausführungen unter ε:

$$\alpha_w = 0,105 + 0,485 \cdot \sqrt{w} \quad \text{für} \quad w \geq 1\,\text{m/s}$$

$$\alpha_w = 0,205 + 0,385 \cdot \sqrt{w} \quad \text{für} \quad w \leq 1\,\text{m/s}.$$

Der in der Klammer stehende Bruch $\frac{\alpha_s - \alpha'_s}{1,2}$ nimmt bei Lufttemperaturen von $0°-34°$ nur von $0,0739$ bis $0,0880$ zu. Ohne großen Fehler kann daher der zu der mittleren Temperatur von $20°$ gehörige Wert

$$\frac{\alpha_s - \alpha'_s}{1,2} = 0,081$$

in der Formel für A'_w benutzt werden. Dann ist:

$$A'_w = (0,105 + 0,485 \cdot \sqrt{w} - 0,081) \cdot \Theta_m$$
$$= (0,024 + 0,485 \cdot \sqrt{w}) \cdot \Theta_m \quad \text{für} \quad w \geq 1\,\text{m/s}$$
$$A'_w = (0,205 + 0,385 \cdot \sqrt{w} - 0,081) \cdot \Theta_m$$
$$= (0,124 + 0,385 \cdot \sqrt{w}) \cdot \Theta_m \quad \text{für} \quad w \leq 1\,\text{m/s}.$$

Die beiden Formeln dienen zur Ermittlung der Luftgeschwindigkeit w, wenn die Abkühlungsgröße A'_w in bewegter Luft mit dem versilberten Katathermometer gemessen wird. Die Formeln gelten, streng genommen, nur bei übereinstimmender Temperatur der Luft und Umgebungsflächen ($t_L = t_U$). Weicht t_U von t_L ab, so wird die Luftgeschwindigkeit w, zumal bei schwacher Luftbewegung, mit dem versilberten Gerät genauer gemessen als mit dem gewöhnlichen, weil der Strahlungsanteil der Wärmeabgabe durch die Versilberung auf $^1/_9$ des Betrages bei Glas herabgesetzt wird.

d) Behaglichkeitsziffer.

α) Ableitung einer neuen Gleichung zwischen Abkühlungsgröße und Stirntemperatur. Wegen der gesetzmäßigen Abhängigkeit der Abkühlungsgröße wie auch der Stirntemperatur (vgl. I. 2) von den Umgebungsbedingungen muß es möglich sein, in den angegebenen Grenzen eine Beziehung aufzustellen, die beide Größen miteinander verknüpft. Der eine von uns (BRADTKE) hat sich dieser Arbeit unterzogen und ist dabei zu folgender Gleichung gelangt:

$$t_H - t_L = \frac{C \cdot \Phi^{1,85}}{A + \Phi}.$$

Darin ist:

t_H = Stirntemperatur,
t_L = Lufttemperatur,
Φ = $35 - t_L$,
A = Abkühlungsgröße,
C = Zahlenwert.

Die Gleichung ist in folgender Weise abzuleiten: für die Wärmeabgabe von 1 cm² der Stirnfläche gilt die Gleichung:

$$\alpha_H \cdot (t_H - t_L) = \frac{\lambda}{\delta} \cdot (36{,}5 - t_H)$$

Darin bezeichnet:

α_H = die Wärmeübergangszahl zwischen Haut und Luft,
λ = die Wärmeleitzahl der Haut,
δ = die Dicke der Hautschicht,
36,5 = die Körpertemperatur.

Die Gleichung kann auch geschrieben werden:

$$\alpha (t_H - t_L) = \frac{\lambda}{\delta} \left[(36{,}5 - t_L) - (t_H - t_L) \right]$$

oder:

$$(t_H - t_L) \cdot \left(\alpha_H + \frac{\delta}{\lambda} \right) = \frac{\lambda}{\delta} \cdot \Theta \quad (\Theta = 36{,}5 - t_L).$$

In dieser Gleichung sind α_H und $\frac{\lambda}{\delta}$ unbekannt. Man kann jedoch Annäherungswerte dafür einsetzen. Nimmt man mit Rücksicht auf die Vereinfachung der Formel die Dicke der wärmeleitenden Hautschicht zu $\delta = 0{,}01$ m und die Wärmeleitzahl der Haut zu $\lambda = 0{,}4$ kcal/m · h °C (wie für Wasser), so ist:

$$\frac{\lambda}{\delta} = \frac{0{,}4}{0{,}01} = 40.$$

In dem für die Abkühlungsgröße benutzten Maßsystem (mgcal, cm, s) ist der Wert von $\frac{\lambda}{\delta}$ durch 36 zu teilen, und man erhält dann:

$$\frac{\lambda}{\delta} = \text{rd. } 1.$$

Ferner kann man annäherungsweise für die Wärmeübergangszahl α_H an der Haut, die bei bewegter Luft nur noch von der Luftgeschwindigkeit und der Strahlung abhängt, die für das Katathermometer geltende Wärmeübergangszahl $\alpha = \dfrac{A}{\Theta}$ einsetzen. Zur Berichtigung der bei $\dfrac{\lambda}{\delta}$ und α_H mit vorstehenden Annahmen gemachten Fehler soll noch auf der rechten Seite der Gleichung statt Θ der Wert $c \cdot \Theta^m$ eingesetzt werden. Man erhält dann:

$$(t_H - t_L)\left(\frac{A}{\Theta} + 1\right) = c \cdot \Theta^m$$

oder

$$t_H - t_L = \frac{c \cdot \Theta^{1+m}}{A + \Theta} \, .$$

Führen wir wegen der Übereinstimmung von Haut- und Lufttemperatur bei 35° in diese Gleichung für die Größe $\Theta = 36{,}5 - t_L$ die Größe $\Phi = 35 - t_L$ ein, so formt sie sich um zu:

$$t_H - t_L = \frac{C \cdot \Phi^{1+n}}{A + \Phi}$$

d.h. zu der oben angegebenen Beziehung zwischen Abkühlungsgrößen und Stirntemperaturen, für die man auch schreiben kann:

$$(t_H - t_L) \cdot (A + \Phi) = f(\Phi) \, .$$

Zur Nachprüfung der Gültigkeit dieser Beziehung wurden nach Versuchen verschiedener Beobachter die Produktwerte $(t_H - t_L) \cdot (A + \Phi)$ in

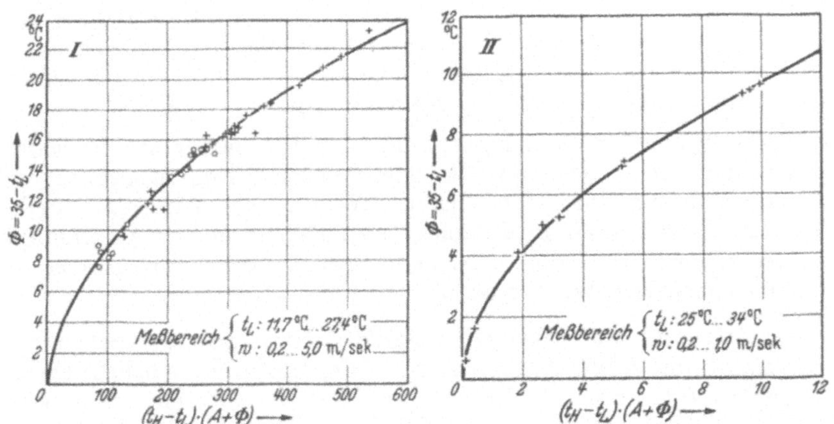

Abb. 30. Versuche von HEYMANN und KORFF-PETERSEN (I).   Abb. 31. Versuche von LIESE (II).

Abhängigkeit von Φ zeichnerisch dargestellt. Wie aus den Abb. 30—32 zu ersehen ist, wird die Gleichung durch die Beobachtungen recht gut bestätigt.

Die Kurven ergeben, logarithmisch aufgetragen, gerade Linien mit der gleichen Neigung $1 + n = 1{,}85$. Trägt man noch $t_H - t_L$ in Abhängigkeit von $\Phi^{1{,}85}/(A + \Phi)$ auf, so erhält man durch den Nullpunkt des Koordinatensystems gehende Gerade, aus deren Neigung zur Abszisse der Beiwert C der Formel zu ermitteln ist. Letztere ist kennzeichnend für die Versuchsbedingungen, vor allem für die Bekleidung der Versuchspersonen.

Für normale Bekleidung (Versuche von HEYMANN und KORFF-PETERSEN) ist nach Abb. 33 $C = 1{,}67$, für Bekleidung mit Hose und Hemd (Versuche von LIESE $C = 1{,}47$ und für Personen mit nacktem Oberkörper (Versuche von STRAUSS und SCHWARZ) $C = 1{,}2$. Bei den Beobachtungen von DORNO in Davos sind nicht Stirn-, sondern Backentemperaturen gemessen worden. Die Versuchspunkte entsprechen Monatsmittelwerten von drei Zeitpunkten (morgens, mittags, abends) und zwar für die Monate Januar, Juli, September, November.

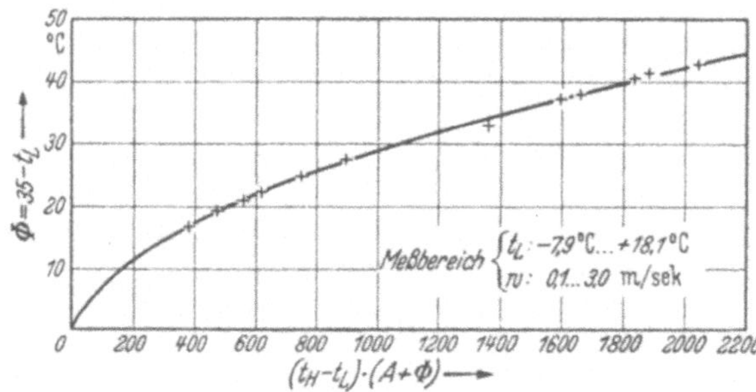

Abb. 32. Versuche von DORNO in Davos IV.

Obwohl es sich dabei um außenklimatische Beobachtungen (Schattenwerte) handelt, erfüllen sie doch die oben aufgestellte Gleichung ebensogut wie die Messungen in Innenräumen.

Mit Hilfe dieser Gleichung kann man für bestimmte Versuchsbedingungen ($C =$ konst) aus den gemessenen Abkühlungsgrößen und Lufttemperaturen die Stirntemperaturen berechnen. Man ist also in der Tat berechtigt von einer physiologischen Bedeutung der Abkühlungsgrößen zu sprechen, jedoch nur, wenn man die Abkühlungsgrößen mit den dazugehörigen Lufttemperaturen in Betracht zieht.

β) Ableitung der Behaglichkeitsziffer. Nach den Versuchen von HEYMANN und KORFF-PETERSEN hat BRADTKE[1] die zur behaglichsten Stirntemperatur von $31{,}5°$ gehörigen Lufttemperaturen und Abkühlungsgrößen zusammengestellt und gefunden, daß sich in einem ziemlich weiten Temperatur- und Geschwindigkeitsbereich der Quotient von Lufttemperatur und Abkühlungsgröße viel weniger ändert als die Ab-

---

[1] H. RIETSCHELS Lehrbuch d. Heiz- und Lüftungstechnik, 12. Aufl., S. 251. Berlin-Göttingen-Heidelberg: Springer 1948.

kühlungsgröße selbst. Er hat daher vorgeschlagen, den Bruch $B = \dfrac{t_L}{A}$ als Behaglichkeitsziffer zu benutzen.

Sein Wert entspricht in dem für viele praktische Zwecke wichtigen Bereich von $w = 0{,}2 — 1{,}2\,\text{m/s}$ fast eindeutig einer bestimmten Stirntemperatur, was für die Abkühlungsgröße allein nicht zutrifft. In dem Bereich von $w = 0{,}2 — 1{,}2\,\text{m/s}$ hat bei behaglichster Stirntemperatur von 31,5° die Behaglichkeitsziffer den Wert $B = 3$. Man kann auch rückwärts mit den Wertepaaren von t_L und A, die $B = 3$ ergeben, nach der Gleichung

$$t_H — t_L = \frac{1{,}67 \cdot \Phi^{1{,}85}}{A + \Phi}$$

die Stirntemperatur berechnen und erhält dabei

$$t_H = 31{,}4 — 31{,}6°$$

bei Lufttemperaturen von 19 bis 24° und Geschwindigkeiten von 0,16—1,2 m/s. Die folgende Zahlentafel 20, welche sich auf die in der Jahreshälfte durchgeführten Versuche von HEYMANN und KORFF-PETERSEN stützt, enthält die zu der größten Behaglichkeit und ferner zu der oberen und unteren Erträglichkeitsgrenze gehörigen Werte von t_L, A und B für Luftgeschwindigkeiten von 0,05—1,2 m/s.

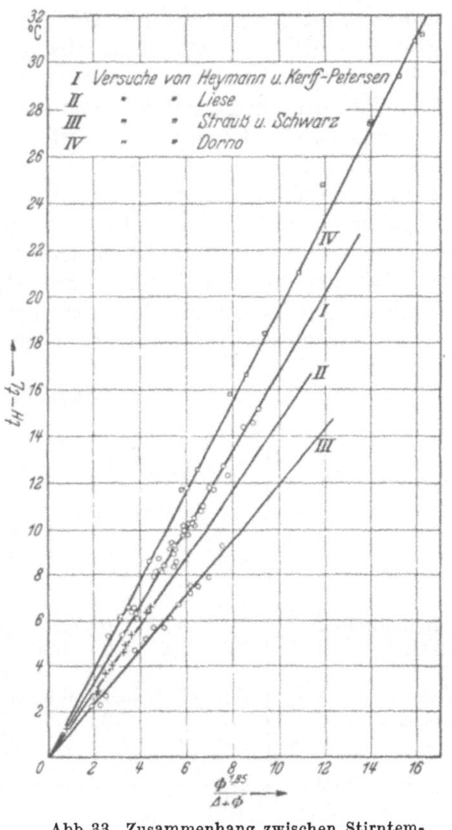

Abb. 33. Zusammenhang zwischen Stirntemperaturen, Lufttemperaturen und Abkühlungsgrößen bei verschiedener Bekleidung.

Die Behaglichkeitsziffer ist für den *praktischen* Gebrauch gedacht und ihre leichte Berechnung dürfte dazu beitragen, sie bei raumklimatischen Untersuchungen zu verwenden und zu erproben. Ihr bester Wert bei $B = 3$, der Übergang nach zu warmer Luft $B = 5$ und nach zu kühler Luft bei $B = 2$ dürfen jedoch nicht als starre Festwerte angesehen werden. Nach unseren Erfahrungen steigen die Werte vom Winter zum Sommer hin etwas an, so daß sich der Schwankungsbereich etwa erstreckt beim günstigsten Wert von 3—3,7, bei der oberen Grenze von 5—6 und bei der unteren Grenze von 2—2,5.

Die Angabe dieser Zahlen ist keinesfalls willkürlich, sondern findet ihre Begründung in den zugehörigen Werten für die Stirntemperatur. Die Bewährung in der Praxis ist noch in größerem Maßstab zu erbringen. Immerhin ist schon häufiger Gelegenheit gewesen, die Brauchbarkeit dieser Behaglichkeitsziffern zu überprüfen. Die dabei gemachten Feststellungen sprechen durchaus zu ihren Gunsten, und gerade in solchen Fällen, wo die übrigen Messungen kein klares Bild ergaben[1], waren aus den ermittelten Behaglichkeitsziffern aufschlußreiche Folgerungen zu ziehen. Die Allgemeingültigkeit dieser empirischen Feststellung erhärten die weitgreifenden Untersuchungen von WEZLER und NEUROTH[2], die eine eindeutige Beziehung zunächst mindestens formaler Art zwischen den absoluten Werten der mittleren Hauttemperatur und der Rectaltemperatur bei den verschiedenen Versuchspersonen nachwiesen, und auch zwischen dem Grad ihrer Absenkung der Hauttemperatur in Kälte und der prozentualen Umsatzsteigerung im Dienste der Wärmeregulation.

Zahlentafel 20.

		Luftgeschwindigkeit in m/s											
		0,05	0,1	0,15	0,2	0,25	0,3	0,4	0,5	0,6	0,8	1,0	1,2
Obere	t_L	22,2	22,6	23,2	23,8	24,2	24,6	25,3	25,9	26,2	26,9	27,4	27,8
Grenze	A	4,2	4,5	4,7	4,8	4,9	5,0	5,1	5,2	5,3	5,4	5,5	5,6
	B	5,3	5,0	5,0	5,0	5,0	5,0	5,0	5,0	5,0	5,0	5,0	5,0
Größte	t_L	18,3	19,0	19,2	19,5	19,9	20,3	21,0	21,5	22,0	22,9	23,5	24,0
Behaglich-	A	5,3	5,7	6,0	6,4	6,6	6,8	7,0	7,2	7,3	7,6	7,8	8,0
keit	B	3,6	3,4	3,2	3,0	3,0	3,0	3,0	3,0	3,0	3,0	3,0	3,0
Untere	t_L	15,9	16,0	16,1	16,3	16,5	16,8	17,4	17,9	18,4	19,2	19,9	20,5
Grenze	A	6,2	6,7	7,2	7,6	7,9	8,2	8,7	9,0	9,2	9,6	10,0	10,3
	B	2,6	2,4	2,2	2,1	2,1	2,0	2,0	2,0	2,0	2,0	2,0	2,0

t_L = Lufttemperatur, A = trockner Katawert, B = Behaglichkeitsziffer.

Um bei raumklimatischen Untersuchungen aus den Meßwerten der Lufttemperatur und der Abkühlungsgröße rasch die zugehörigen Luftgeschwindigkeiten und Behaglichkeitsziffern finden zu können, ist das nachstehende Schaubild (Abb. 34) entworfen worden. Darin sind auf der Abszisse die Werte von 2—10 für die Abkühlungsgröße und auf der Ordinate die Werte der Lufttemperatur von 12—34° aufgetragen. Die

---

[1] Vgl. LIESE: Gesundh.-Ing. **58**, 505 (1935) und BAUR und LIESE: ebenda **59**, 477 (1936).

[2] NEUROTH: Z. exper. Medizin **115**, 127 (1949).

von links oben nach rechts unten verlaufende Kurvenschar erlaubt die unmittelbare Ablesung der Luftgeschwindigkeit bis zu 5 m/s, während die Schar der von links unten nach rechts oben gezogenen Geraden zur Ablesung der Behaglichkeitsziffer B dienen sollen.

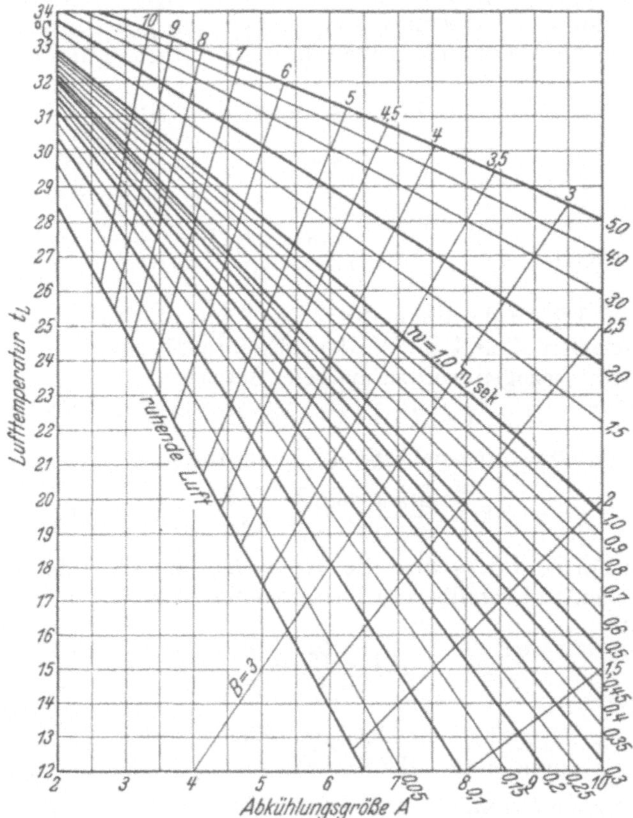

Abb. 34. Schaubild mit Linien gleicher Lufttemperaturen, Windgeschwindigkeiten und Abkühlungsgrößen.

e) Die mittlere Strahlungstemperatur.

Die mittlere Oberflächentemperatur aller Körper in der Umgebung des Menschen, an die er Wärme durch Strahlung abgibt oder von denen er Wärme durch Strahlung empfängt, wird mittlere Strahlungstemperatur der Umgebung genannt. Die Bedeutung der Wärmestrahlung für den menschlichen Körper ist im Abschnitt II unter 3. behandelt worden. Hier soll auf die Messung der mittleren Strahlungstemperatur t_U ein-

gegangen werden, eine Aufgabe, die auf katathermometrischem Wege
einfacher und leichter zu lösen ist als durch elektrische Meßverfahren.

Es sind dazu zwei Katathermometer, ein gewöhnliches und ein versilbertes Gerät, erforderlich. Werden mit beiden Geräten am gleichen Beobachtungsort und unter gleichen Umgebungsbedingungen Abkühlungsmessungen durchgeführt, so gilt wegen des gleichen Konvektionsanteiles in den Abkühlungsgrößen für diese die schon unter c) benutzte Gleichung:

$$1,2\,(A-A') = A_s - A_s'\,.$$

Nach ζ) ist:

$$A_s - A_s' = (C-C')\left[\left(\frac{273+36,5}{100}\right)^4 - \left(\frac{273+t_U}{100}\right)^4\right].$$

Folglich:

$$1,2\,(A-A') = (C-C')\left[\left(\frac{273+36,5}{100}\right)^4 - \left(\frac{273+t_U}{100}\right)^4\right].$$

Der Faktor 1,2 auf der linken Seite der Gleichung besagt, daß die Abkühlungsgrößen A und A' auf den absoluten Eichwert Q_a der Katathermometer bezogen werden müssen. Setzt man

$$1,2\,(A-A') = \Delta A \quad \text{und} \quad C-C' = \Delta C$$

und löst die Gleichung nach t_U auf, so ergibt sich:

$$t_U = 100\sqrt[4]{\left(\frac{273+36,5}{100}\right)^4 - \frac{\Delta A}{\Delta C}} - 273 \text{ in } °C.$$

In dieser Formel für t_U wird die Größe ΔA aus den Abkühlzeiten des gewöhnlichen und versilberten Thermometers nach folgender Gleichung bestimmt:

$$\Delta A = \frac{Q_a}{z} - \frac{Q_a'}{z'}\,.$$

Darin sind:

Q_a und Q_a' die absoluten Eichwerte,
z und z' die Abkühlzeiten.

Ferner ist nach ζ) und c)

$$\Delta C = 0,121 - 0,0138 = 0,107\,.$$

Die endgültige Formel für t_U lautet daher:

$$t_U = 100\sqrt[4]{91,76 - \frac{\dfrac{Q_a}{z} - \dfrac{Q_a'}{z'}}{0,107}} - 273\,.$$

In der folgenden Zahlentafel sind die nach dieser Formel berechneten Werte von t_U in ganzen Graden mit den dazugehörigen Werten von ΔA zusammengestellt.

Zahlentafel 21.

t_U	ΔA	t_U	ΔA	t_U	ΔA	t_U	ΔA	t_U	ΔA	t_U	ΔA	t_U	ΔA
0	3,88	5	3,43	10	2,96	15	2,46	20	1,93	25	1,38	30	0,79
1	3,79	6	3,34	11	2,86	16	2,35	21	1,82	26	1,26	31	0,66
2	3,70	7	3,24	12	2,76	17	2,25	22	1,71	27	1,15	32	0,53
3	3,61	8	3,15	13	2,66	18	2,14	23	1,60	28	1,03	33	0,40
4	3,52	9	3,05	14	2,56	19	2,03	24	1,49	29	0,91	34	0,27

Ferner ist in Abb. 35 die mittlere Strahlungstemperatur t_U in Abhängigkeit von der Größe ΔA dargestellt. In dem für t_U gewählten Bereich von 10—30°, der für praktische Zwecke ausreichen dürfte, kann die mittlere Strahlungstemperatur für beliebige Werte von ΔA entnommen werden.

Die hier ausgearbeiteten Hilfsmittel zur Bestimmung von t_U beruhen auf den angegebenen Strahlzahlen der gläsernen und versilberten Gefäßoberfläche. Jede Änderung in der Güte der Versilberung hat auch eine Änderung der Werte von t_U in der Zahlentafel 21 und Abb. 35 zur Folge. Sie kann aber bei der Eichung eines versilberten Gerätes festgestellt werden. Im vorkommenden Falle hat die Eichstelle dem

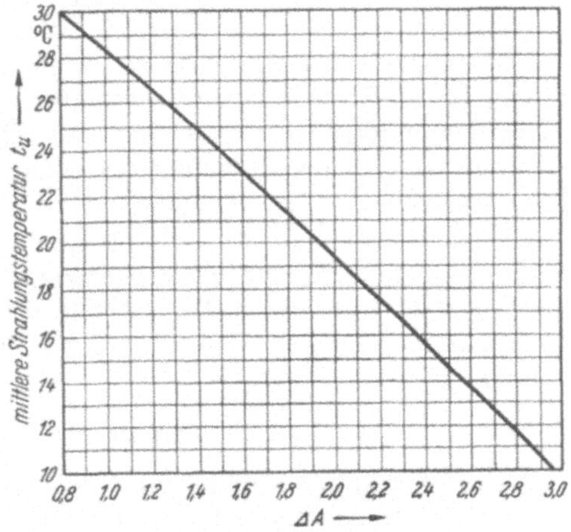

Abb. 35. Abhängigkeit der mittleren Strahlungstemperatur von ΔA

Empfänger des Instrumentes die veränderte Strahlzahl C' und eine ihr entsprechende Kurve zur Entnahme von t_U zu übermitteln.

Um die mittlere Strahlungstemperatur t_U in einem beliebigen Raum festzustellen, sind die Abkühlzeiten eines gewöhnlichen und eines verversilberten Katathermometers an der gleichen Raumstelle (möglichst in Raummitte) bis auf Zehntelsekunden zu messen. Vor dem Gebrauch soll die Gefäßoberfläche des versilberten Gerätes mit einem weichen Silberputzlappen auf Glanz gebracht werden. Mit beiden Geräten werden abwechselnd mehrere Messungen durchgeführt, um durch Mittelwertbildung die Fehler der Einzelbeobachtungen auszuschalten. Besonders ist darauf zu achten, daß die Thermometer während der Messung nicht von der Sonne bestrahlt werden. Auch die Lufttemperatur muß an der Beobachtungsstelle festgestellt werden, weil die Abweichung der mittleren Strahlungstemperatur von der Lufttemperatur für das Behaglichkeitsempfinden von wesentlicher Bedeutung ist.

IV. Anwendungsbereich der Meßmethoden.

Objektive Behaglichkeitsmessungen in der Weise, daß ein einziges Instrument allein eine Klimasummengröße als zahlenmäßigen Ausdruck für die ganze im Behaglichkeitsbegriff liegende Harmonie zwischen Mensch und klimatischer Umwelt liefert, waren bisher nicht möglich und werden es auch in Zukunft nicht sein, weil Menschen und Instrumente anderen funktionellen Grundgesetzen unterliegen. Die Messungen mit den verschiedenen Instrumenten bedürfen daher immer gewisser Begrenzungskautelen, die sich entweder auf eine Korrektur bezüglich der nicht genügend miterfaßten Luftbewegung oder nicht richtig wiedergegebener Strahlungseinflüsse oder der Luftfeuchtigkeit beziehen. Einer dieser Faktoren muß entweder als Einflußgröße praktisch ausscheiden oder innerhalb solcher Grenzen liegen, die eine Vernachlässigung zulassen.

Klimatische bzw. Behaglichkeitsmessungen für hygienische, gesundheitstechnische und gewerbehygienische Zwecke sind in der Regel Messungen in Gebäuden. Nur in teilweiser Verbindung mit diesen oder für bestimmte Sonderzwecke werden sie in der freien Atmosphäre notwendig.

1. Messungen in Gebäuden.

Diese Messungen können folgende Ursachen haben:

a) Gewinnung eines objektiven Urteils über die Güte des Luftzustandes in Gebäuden oder Räumen verschiedenster Zweckbestimmung,

b) Untersuchung, Begutachtung und Erfolgskontrolle von gesundheitstechnischen Anlagen, die Zwecken der Heizung, Lüftung oder Klimatisierung dienen,

c) Überwachung der Einhaltung von behördlichen lufthygienischen bzw. raumklimatischen Vorschriften.

Die unter a) und b) genannten Anlässe erfordern in der Regel umfangreiche Messungen. Eingehende Ortsbesichtigung und Einsichtnahme in die Baupläne ist erforderlich. Hierdurch erst wird die Möglichkeit zur richtigen Auswahl der einzelnen Meßpunkte geschaffen, weil nicht nur die Einzelmessungen sorgfältig durchgeführt, sondern vor allen Dingen auch an der richtigen Stelle im Raum gemessen werden muß. Wiederholungsmessungen unter anderen Wetterbedingungen sind meistens notwendig.

Die unter c) genannten Aufgaben laufen häufig auf stichprobenartige Messungen hinaus, wobei zumeist Beanstandungen der Aufenthaltsbedingungen an raumklimatisch ungünstigen Stellen, Arbeitsplätzen u. dgl. nachzuprüfen sind, deren Ursachen Mängel in der Temperaturverteilung, Zugbelästigungen oder zu starke Abstrahlung des Körpers gegen kalte Flächen sein können.

Inhalt des Meßkoffers:

1 geeichtes mit Strahlungsschutz versehenes Quecksilberthermometer mit einem Bereich von —10 bis +60° und einer Teilung auf $1/_5$°,

1 handliches (Taschen-)Psychrometer mit dem üblichen Zubehör, dessen Bereich bei jedem Thermometer mit einer Teilung in $1/_1$° von 0 bis +60° reicht,

1 geeichtes Katathermometer (mit Quecksilberfüllung),

1 geeichtes versilbertes Katathermometer (mit Quecksilberfüllung),

1 Anemometer mit direkter Ablesungsmöglichkeit der Luftgeschwindigkeit in m/s,

1 Stoppuhr mit Teilung in $1/_{10}$ s,

1 Thermosflasche von $1/_2$ l Inhalt.

Ferner:

2 zusammenklappbare, feststehende Stative zum Einklemmen der Thermometer,

2 Tücher zum Abtrocknen der Katathermometer,

1 Zollstock,

1 Lupe.

Aus der Thermometer- und Psychrometermessung wird ein Urteil über die Temperatur und Feuchtigkeit der Raumluft und je nach Auswahl der Meßpunkte über deren Verteilung im Raum gewonnen.

Die Messung mit dem trockenen Katathermometer liefert die Abkühlungsgröße, der aber der anteilsmäßige Einfluß von Lufttemperatur und Luftbewegung nicht anzusehen ist.

Aus der auf Zehntelgrade gemessenen Trockentemperatur und der auf die erste Dezimale genau bestimmten Abkühlungsgröße wird mit Hilfe des auf S. 75 angegebenen Schaubildes die Luftgeschwindigkeit festgestellt.

Die ebenfalls aus Trockentemperatur und Abkühlungsgröße ermittelte Behaglichkeitsziffer B (S. 72) liefert einen Behaglichkeitsmaßstab, der Wärmeempfindung und Eindruck der „Frische der Raumluft" berücksichtigt.

Die Auswertung der Messungen mit dem gewöhnlichen und versilberten Katathermometers erlaubt die Bestimmung der mittleren Strahlungstemperatur (S. 77).

Das Anenometer dient zur Messung der Geschwindigkeit gerichteter Luftströme und damit in gewissem Umfang für Luftmengenmssungen und zur Bestimmung des Luftwechsels. Bei ausreichender Geschwindigkeit der Luft kann es auch zur Bestimmung der Richtung von Luftströmungen bei der Beurteilung der Luftführung benutzt werden (vgl. S. 75).

Abgesehen von der physikalischen Untersuchung können auch *chemische* Luftuntersuchungen notwendig werden. Verhältnismäßig häufig vorkommend wird die Bestimmung des *Kohlensäuregehaltes der Luft* als hygienischer Maßstab für Luftverschlechterung sein, deren Ausführung im Anhang beschrieben wird.

Übersichtsplan über die Durchführung raumklimatischer Messungen.

Vorbereitende Maßnahmen: Ortsbesichtigung und Beschaffung der Baupläne, Festlegung der Meßstellen in den zu untersuchenden Räumen, maßstabrichtige Eintragung der Meßstellen in die Baupläne.

Nr.	Meßgrößen	Erforderliche Meßgeräte	Erläuterungen
1	Trockentemperatur t_L	Geeichtes, strahlungsgeschütztes Quecksilberthermometer, geteilt in $1/5^\circ$	—
2	Naßtemperatur t_f	Aßmann-Psychrometer	—
3	Relative Feuchtigkeit rel. F.	Aßmann-Psychrometer	Rel. F ermitteln aus $t_L - t_f$ nach Psychrometertafel
4	Abkühlungsgröße A	Trocknes Katathermometer und Stoppuhr	$A = \dfrac{\text{Eichwert } Q}{\text{Abkühlungszeit } z}$
5	Luftgeschwindigkeit w	Trocknes Katathermometer, Stoppuhr, Quecksilberthermometer (wie Nr. 1)	w ermitteln aus der Abkühlungsgröße A und Lufttemperatur t_L
		Anemometer	w ermitteln aus der Anemometer-Eichkurve
5	Behaglichkeitsziffer B	Trocknes Katathermometer, Stoppuhr, Quecksilberthermometer (wie Nr. 1)	B ermitteln aus t_L und A $$B = \frac{t_L}{A}$$
7	Wirksame Strahlungstemperatur t_U	Trocknes Katathermometer, versilbertes Katathermometer, Stoppuhr	t_U ermitteln aus dem Unterschied $\Delta A = 1{,}2\,(A - A')$ nach Zahlentafel 21 (vgl. S. 77)

Zum *Sichtbarmachen von Luftströmungen* im Raum eignet sich neben der bekannten Rauchprobe Titanium tetrachloratum, das in der Anwendung sehr handlich ist und kaum lästiger als die sonst dafür benutzten Ammoniakdämpfe wirkt.

Die Versuchsberichte müssen enthalten:
- a) Angaben über Raumart und Raumbesetzung
- b) Namen der Beobachter und der Daten der Versuchstage
- c) Genaue Angaben über die Lage der Meßpunkte und die Zeitpunkte der einzelnen Messungen
- d) Angaben über die Außenluftverhältnisse (Temperatur, Feuchtigkeit, Windrichtung und -stärke, Bewölkung).

2. Messungen im Freien.

Bei diesen Messungen, die *nicht* die üblichen meteorologischen Terminbeobachtungen betreffen, handelt es sich lediglich um die notwendigen Bezugsmessungen. Sie werden sich in der Regel auf die Bestimmung der Temperatur und der relativen Feuchtigkeit der Außenluft beschränken. Meistens werden Angaben über die Windstärke und -richtung, die Bewölkung und die Feststellung der Abkühlungsgröße zweckmäßig sein.

Der Aufschwung der Bioklimatologie hat eine stärkere kurort- und bäderhygienische Beachtung der Abkühlungsgröße mit sich gebracht. Für bioklimatische Zwecke eignet sich besonders der Frigorigraph, der auch selbsttätige Registrierung der Meßergebnisse über längere Zeit ermöglicht. Mit seiner Einführung ist eine brauchbare Methode zur dosierten Anwendung verschiedenartiger Klimareize ortsgebundener Herkunft sowohl für prophylaktische als auch für therapeutische Zwecke geschaffen worden (S. 55).

Bei der katathermometrischen Bestimmung von Abkühlungsgrößen im Freien ist die Wahl des Beobachtungsortes von ausschlaggebender Bedeutung für das Meßergebnis, weil Lufttemperatur, Wind und Strahlung stark von der orographischen Gestaltung des betreffenden Geländes beeinflußt werden. Je nach der Lage der Meßstelle können zu gleicher Zeit sehr verschiedene Abkühlungsgrößen festgestellt werden[1], und zwar

a) die trockene Abkühlungsgröße b) „ feuchte „	Gerät beschattet, jedoch unter Einwirkung der diffusen Himmelsstrahlung;
c) „ trockene „ d) „ feuchte „	unter voller Einwirkung der Sonnenstrahlung.

---

[1] LEHMANN: Mikroklimatische Untersuchungen der Abkühlungsgröße in einem Waldgebiete. Veröff. Geophysik. Inst. Univ. Leipzig 7, H. 4, 233—235 (1936).

Da alle vier Messungen erhebliche Zeit erfordern, beschränkt man sich meist auf die Beobachtungen unter a), zumal zwecks weiterer Ausnutzung der Abkühlungsgröße gleichzeitig noch mit einem Psychrometer die Trocken- und Feuchttemperatur der Luft und mit einem geeichten Schalenkreuzanemometer die mittlere Windgeschwindigkeit an der Beobachtungsstelle ermittelt werden müssen. Um brauchbare Mittelwerte zu erhalten, ist wegen der Böigkeit des Windes die Abkühlungsgröße etwa fünfmal zu messen. Wird für die Anemometermessung eine Beobachtungszeit von 5 Minuten gewählt, so kann unterdessen die zur

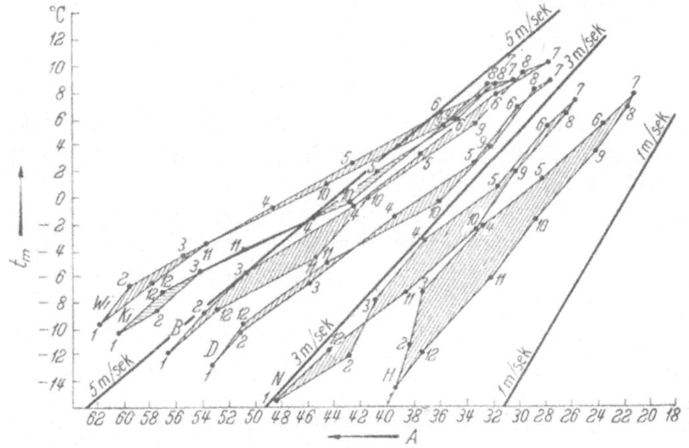

Abb. 36. Klimogramme (A = Abkühlungsgröße; t_m = Monatsminimamittel der Lufttemperatur).

Mittelwertbildung notwendige Zahl von Katamessungen durchgeführt werden. Auf pendelfreie Aufhängung des Katathermometers, ferner auf eine Wassertemperatur von 50—70° zur Aufwärmung des Gerätes ist sorgfältig zu achten (S. 65). Sehr wichtig ist, daß bei der Schattenmessung keine zu weitgehende Ausschaltung der diffusen Himmelsstrahlung erfolgt, wie es z. B. bei Messungen unter dichtbelaubten Bäumen der Fall ist. Außerdem darf sich der Beobachter nicht so zum Gerät aufstellen, daß er die Windströmung hemmt oder ablenkt.

Sowohl für bioklimatische als auch für gesundheitstechnische Zwecke kann die Ausarbeitung von *Klimogrammen* nützlich sein, worunter auf einzelne Klimafaktoren aufgebaute meteorologische Diagramme zu verstehen sind, die quantitative Vergleiche verschiedener Ortsklimata in besonders anschaulicher Weise ermöglichen. Bei allen klimabedingten Aus- oder Abkühlungsprozessen muß neben der Lufttemperatur als nächstwichtigster Einfluß die Luftbewegung berücksichtigt werden.

Die Temperatur als alleinige außenklimatische Bezugsgröße reicht meist nicht aus oder ist zumindest unzulänglich, und in solchen Fällen bilden z. B. die auf der Abkühlungsgröße und der Temperatur aufgebauten Klimogramme brauchbare Unterlagen für klimaspezifische Summengrößen.

Unter Benutzung der Abkühlungsgröße als Abszisse und der Monats-Minimamittel für die Lufttemperatur als Ordinate sind in Abb. 27 die Klimogramme für die Orte Wilhelmshaven (Wi), Kiel (Ki), Berlin (B), Dresden (D), Nürnberg (N) und Hohenheim (H) aufgebaut worden, worin die Zahlen bei den einzelnen Punkten die Monate (1 = Januar) bedeuten. Die drei dicken Linien entsprechen den Windgeschwindigkeiten 1,3 und 5 m/s (LIESE[1]).

V. Beurteilungsgrundsätze für spezielle Raumklimata.

Die an ein bestimmtes Raumklima zu stellenden Ansprüche hängen von der Art der Raumbenutzung ab und, vom Menschen aus gesehen, davon, ob seine Entwärmung hauptsächlich auf trockenem Wege (Ruhe, leichte Arbeit) oder über eine stärkere Wasserverdunstung von der Haut (Hitzeabwehr, schwere Arbeit) vor sich geht. Sie sind ferner im allgemeinen für die warme Jahreszeit andere als für die winterliche Heizperiode, da sowohl die verschiedene Kleidung als auch die Gewöhnung an kältere oder warme Temperaturen gewisse Unterschiede mit sich bringen (S. 24). Ein wesentlicher Einfluß ergibt sich schließlich insofern durch die Größe des zur Verfügung stehenden Luftraumes für den einzelnen Menschen, da er die Entstehung ungünstiger Luftzustände zumindest hinauszögern kann.

Es sind drei Raumarten zu unterscheiden:

1. Zum dauernden Aufenthalt von Menschen bestimmte Räume (in erster Linie Wohnräume), in denen der je Kopf zur Verfügung stehende Luftraum verhältnismäßig groß ist und nur gelegentlich leichte körperliche Arbeit (hauswirtschaftliche Arbeit, Heimarbeit) geleistet wird. Hierzu gehören auch Schreibzimmer, Büroräume u. dgl.

2. Räume, die infolge ihrer Nutzungsart die gleichzeitige Anwesenheit zahlreicher, nicht körperlich arbeitender Menschen verlangen und als Luftraum je Kopf weniger als etwas 2,5—3 m³ bieten (Gruppe der Versammlungsräume und ihre Spielarten wie Vortragssäle, Unterrichtsräume, Gaststätten, Lichtspielhäuser usw.).

3. Arbeits- und Betriebsräume, in denen körperliche Arbeit jeder Art und Schwere zu leisten ist. In diesen Fällen ist zu unterscheiden, ob es hauptsächlich auf die Fortschaffung der vom arbeitenden Menschen

---

[1] Gesundh.-Ing. **71**, 114 (1950).

abgegebenen Wärme- und Feuchtigkeitsmengen ankommt[1], oder der Arbeitsvorgang selbst die Raumluft in physikalischer und chemischer Beziehung verschlechtert.

1. Wohnräume.

Ein diesen Räumen gemeinsames Kennzeichen ist, daß als Mittel zur Lufterneuerung nur die Fenster in Betracht kommen, die nach den heutigen Anschauungen auch für Großwohnhäuser ausreichend sind, wenn genügend lichte Bebauung vorliegt und zur Erzielung eines schnellen Luftwechsels Querdurchlüftbarkeit möglich ist[2].

Abgesehen von den Wohngepflogenheiten wird die Beschaffenheit des Luftzustandes von der Belegzahl beeinflußt. Unter Benutzung des PETTENKOFERschen Kohlensäuremaßstabes und der Annahme, daß sich die Raumluft infolge der natürlichen Lüftung (Selbstlüftung, Poren- und Ritzenventilation) stündlich etwa zweimal erneuert, wurden bisher als Richtlinie je Kopf 16 m³ Luftraum gefordert. Tatsächlich beträgt diese stündliche Lufterneuerung im Durchschnitt nicht mehr als das 0,3—0,7fache des Rauminhaltes[3]. Zur Vermeidung von Schwitzwasserbildung, Wandfeuchtigkeit und Pilzbefall — die tägliche Wasserdampferzeugung in einer Wohnung mit vier Personen wird auf 10 bis 20 kg geschätzt — sollen kleinere Räume bis zu 40 m³ möglichst einen zweimaligen, stündlichen Luftwechsel haben, während bei größeren Räumen die tatsächlich festgestellten, kleineren Werte genügen[4]. Daraus ergibt sich, daß der Luftraum je Kopf für Wohnräume und diesen gleichstehende Räume kein hygienisch brauchbarer Belegungsmaßstab ist, sondern Mindestzahlen für die Zimmerfläche je Kopf und für die Grundfläche sowie die Höhe der Zimmer anzugeben sind.

Während der warmen Jahreszeit liegen die Einflußmöglichkeiten auf die Behaglichkeit im Raum wegen ihrer starken Abhängigkeit von der Außenluft nur wenig im Willensbereich des einzelnen; in der kalten Jahreszeit, wenn die Heizung in Betrieb genommen wird, ist das sehr viel mehr der Fall. Daraus ergab sich die Notwendigkeit für Vorschriften über die einzuhaltene Temperatur der Raumluft. Als Beispiel sei eine vom Thüringischen Finanzminister am 10. November 1925 herausgegebene Anweisung[5] über die Beheizung von Dienstgebäuden angeführt (Gutachten des Hygienischen Universitätsinstituts in Jena):

---

[1] Vgl. WIETFELDT, W.: Die Be- und Entlüftung des Normalarbeitsraumes. Herausgegeben im Auftrage des Techn. Ausschusses der Deutschen Gesellschaft für Arbeitsschutz. Beiheft 27 z. Zbl. Gewerbehyg. Berlin: Springer 1937.

[2] LIESE: Zbl. Bauverw. **1937**, S. 877.

[3] SÜPFLE: Gesundh.-Ing. **60**, 1 (1937).

[4] v. CUBE: Gesundh.-Ing. **71**, 288 (1950).

[5] Gesundh.-Ing. **49**, 199 (1925).

„Nach praktischen Erfahrungen und wissenschaftlichen Untersuchungen ist für Wohnzimmer in den Wintermonaten eine Temperatur zwischen 17 und 20° nötig, um Wohlbefinden zu gewährleisten. Allerdings werden 17° von manchen Menschen bereits als zu kalt empfunden, so daß man besser eine Temperatur von 18°, in Kopfhöhe gemessen, durch die Heizung herbeiführen soll. Bei Dauerheizung empfiehlt es sich, diese Temperatur auch nicht zu überschreiten, weil für viele Menschen bei völliger Durchwärmung eines Gebäudes 19° schon zu warm sind.

Im allgemeinen werden behördliche Räume überheizt, wodurch sich dann die Beamten an unnötig hohe Wärmegrade gewöhnen. Es liegt, wenn man von besonders zugigen oder sonst zu schneller Abkühlung neigenden Räumen absieht, kein Anlaß vor, selbst bei starker Außenkälte jemals über 20° hinauszugehen.

Die Schwierigkeiten der Entscheidung, ob bei Beginn der Herbstkühle schon und bei Ausgang des Winters noch geheizt werden soll, bestehen allgemein und werden sich kaum durch bestimmte Vorschriften beheben lassen, weil sie ihre Ursache in der verschiedenen Abhärtung und Empfindlichkeit gegenüber Temperaturwechsel haben. Im Herbst kommt dabei wesentlich mit in Betracht, daß die Kleidung noch nicht auf niedrigere Temperaturen eingestellt zu sein pflegt. Durch entsprechende Wahl der Kleidung läßt es sich sehr wohl ermöglichen, daß vorübergehend auch noch Wärmegrade unter 17° in den Büroräumen ertragen werden. Auf die Dauer ist dies jedoch nicht der Fall, so daß die Forderung einer Beheizung bei einer anhaltenden Raumwärme von nur 16° nicht unberechtigt erscheint. Sehr häufig liegt der Fall derart, daß des Morgens die Räume kalt sind, sich aber im Laufe des Tages durch Sonnenbestrahlung und bei stark besetzten Räumen durch die von den Insassen selbst entwickelte Wärme in ihrer Temperatur bis auf behagliche Grade erhöhen. Ein einmaliges oder seltener eintretendes Vorkommnis dieser Art macht Heizung noch entbehrlich, weil die Wände noch Wärme enthalten. Bei öfterer oder ständiger Wiederholung wird jedoch ein kurzes, auf die Morgenstunden beschränktes Heizen notwendig werden.“

Zur Frage des Heizungsbeginns im Herbst und der billigerweise einzuhaltenden Höhe der Raumtemperatur in Mietshäusern u. ä. Gebäuden mit Zentralheizung hat das Reichsgesundheitsamt folgendermaßen Stellung genommen[1]:

„Als Richtlinie für den Heizbeginn kann die auch im „Deutschen Einheitsmietsvertrag“ angeführte Gewohnheitsregel gelten, wonach im Mietshause die Sammelheizung in Gang zu setzen ist, wenn an vier aufeinanderfolgenden Tagen die Außentemperatur um 21 Uhr niedriger als 12° ist. — Einzel- oder zentralbeheizte Räume, die zum dauernden Aufenthalt von Menschen bestimmt sind, sollten unseren Klimabedingungen und Lebensgewohnheiten entsprechend eine durchschnittliche Raumtemperatur zwischen 17,5° und 18,5° aufweisen. Solche Räume, die eine Lufttemperatur unter 17,0° haben oder in denen sie auf 21,0° zustrebt, werden in der Regel als „unbehaglich kalt“ bzw. als „überheizt“ gelten. In Gemeinschaftsräumen (z.B. Unterrichtszimmer, Büroräume u.ä.) müssen sich einzelne, besonders temperaturempfindliche Personen einen Ausgleich durch zweckentsprechende Kleidung verschaffen. In Sonderräumen (Krankenzimmer, Badezimmer usw.) muß die Raumerwärmung dem jeweiligen Bedürfnis angepaßt werden, so daß Lufttemperaturen etwa zwischen 10° und 22° (z. B. Badezimmer) in Betracht kommen.“

---

[1] Reichsgesdh.bl. **1935**, 942 (Briefkasten).

Bei diesen Angaben für die Lufttemperatur im geheizten Raum ist vorausgesetzt, daß die mittlere Oberflächentemperatur der raumbegrenzten Flächen nicht wesentlich darunter liegt. In Versuchen wurde die Gefühlsbekundung dann als am eindeutigsten angenehm festgestellt, wenn die Wandtemperatur über der Lufttemperatur lag[1]. Ein Raum mit der Lufttemperatur 19° und mittlerer Wandtemperatur von 15° bedeutet für den Menschen etwa die gleiche Wärmebeanspruchung wie ein Raum, dessen mittlere Luft- und Wandtemperatur 17° beträgt (vgl. S. 50). Bei der Wandtemperatur von 15° müßte die Lufttemperatur fast 21,5° sein, wenn Behaglichkeit gewährleistet sein soll. Faustregel: Abweichungen der Wandtemperatur von gleicher Luft- und Wandtemperatur von 18,5° müssen durch Erhöhung der Lufttemperatur um einen guten halben Grad je Grad Abweichung der Wandtemperatur nach unten ausgeglichen werden, um gleiche Behaglichkeit zu erzielen. Für extreme Differenzen zwischen Luft- und Oberflächentemperatur der Wände gilt das nicht mehr.

In den Regeln für die Berechnung des Wärmebedarfs von Gebäuden (DIN 4701) werden die folgenden Werte für die Raumtemperaturen zugrunde gelegt, die aber für die wirklich einzuhaltenden Temperaturen nicht bindend sind.

	°C
Wohnhäuser:	
Wohnräume, Badezimmer, Küchen	+20
Vorräume, Flure, Aborte	+15
Treppenhäuser	+10
Geschäfts- und Verwaltungsgebäude:	
Geschäfts- und Büroräume, Gaststätten, Hotelzimmer, Läden	+20
Schulen:	
Klassenzimmer, Hörsäle, Aulen, Amtsräume	+20
Wasch- und Baderäume, Flure, Treppenhäuser	+20
Sammelräume, Aborte	+15

2. Versammlungsräume.

Gemeinsames Kennzeichen dieser Raumgruppe sind die in ihnen je Kopf gegebenen, nur relativ kleinen Lufträume, die mitunter einen Wert von 2,5 m³/Person unterschreiten. Das kann zu Störungen des Wohlbefindens durch schlechte, d.h. geruchbelastete, überwärmte und zu feuchte Raumluft Anlaß geben, die den Ersatz der verbrauchten durch frische Luft laufend notwendig machen. Auch in diesem Falle ist Gewöhnung an schlechte und dann subjektiv nicht mehr als solche empfundene Luft kein Beweis für eine gesundheitliche Indifferenz.

Geruchsprüfung durch objektive Meßverfahren ist bisher nur unvollkommen möglich. Ein verhältnismäßig einfacher Verschlechterungsmaßstab der Raumluft gegenüber Außenluft ist von PETTENKOFER auf

---

[1] MUNRO-CHRENKO: Gesundh.-Ing. **72**, 341 (1951) [Ref.].

ihrem Kohlensäuregehalt aufgebaut worden, solange die Anreicherung der Luft an Geruchsstoffen hauptsächlich auf den Menschen sowie die Raumheizung und -beleuchtung zurückgeht. Wo sich durch Erfahrung ein bestimmter Kohlensäuregehalt zu einer subjektiv empfundenen Luftverschlechterung zuordnen läßt, pflegen Kohlensäuregehalte zwischen 1 und $2^0/_{00}$) (mit einem Mittelwert bei $1,5^0/_{00}$) im geschlossenen Raum Luftverhältnisse anzuzeigen, die sich von den erwünschten Eigenschaften reiner Außenluft schon weit entfernt haben.

Zahlentafel 22.

Kohlensäurequelle	Stündl. her-vorgebrachte CO_2-Menge etwa m³	Stündl. erforderlicher Luftwechsel (in m³) bei einem angenommenen Kohlensäuregrenzwert von		
		$0,7^0/_{00}$	$1,0^0/_{00}$	$1,5^0/_{00}$
Kräftiger Mann (28 Jahre) bei der Arbeit	0,0363	90,8	56,8	30,3
Kräftiger Mann (28 Jahre) in Ruhe	0,0226	56,5	32,3	18,8
Mädchen (17 Jahre)	0,0129	32,3	18,4	10,9

Je nach der Höhe der Kohlensäurekonzentration, die in Abhängigkeit von der menschlichen Kohlensäureabgabe zugelassen werden soll, ergeben sich verschieden hohe Ansprüche an den Luftwechsel (Zahlentafel 22).

Exakter kontrollierbar ist demgegenüber der Temperatur- und Feuchtigkeitsanstieg der Luft dichtbesetzter Räume infolge der Wärme- und Wasserdampfabgabe der anwesenden Personen als Maßstab für eine notwendige Frischluftbemessung.

Die Gesamtwasserdampfabgabe eines normal bekleideten Menschen bei leichter, sitzender Tätigkeit beträgt bei 10, 12, 14 und 16° Raumtemperatur $= 31\,g/h$, bei $18° = 34\,g/h$, $20° = 40\,g/h$, $22° = 48\,g/h$, $24° = 60\,g/h$ und bei $26° = 73\,g/h$. In der warmen Jahreszeit muß als Behaglichkeitsgrenze eine Raumtemperatur von 24—25° bei einer Luftfeuchtigkeit bis zu etwa 70, höchstens 75% gelten. BRADTKE[1] konnte unter erstmaliger Berücksichtigung des Wärmeaufnahmevermögens der Wände, das bei zeitweise belüfteten Räumen eine wesentliche Rolle spielt, zeigen, daß in einem Raum mit 2,5—5,0 m³ Luftraum je Person diese Behaglichkeitsgrenze mit stündlicher Luftzufuhr von 20 m³ je Kopf (Luftrate) nur bis zu einer Außenluft von 22° und rund 75% Luftfeuchtigkeit eingehalten werden kann. Sind die Außenluftbedingungen ungünstiger, d.h. ist die Außenluft wärmer oder feuchter, was bei uns in den warmen Monaten an etwa 20 von 100 Tagen der Fall ist, so wird mit dieser Luftrate von 20 m³ der beabsichtigte Zustand nicht mehr voll erreicht. Daraus folgt weiter, daß eine Vergrößerung der Luftrate

---

[1] BRADTKE: Gesundh.-Ing. **58**, 411 (1935).

auf 30 oder sogar auf 40 m³ nur noch eine geringfügige Verbesserung der Raumluft in dem angestrebten Sinn ermöglicht. Bei diesen Luftmengen liegt eben die Wirkungsgrenze für einfache Lüftungsanlagen, die nicht, wie Klimaanlagen, über eine Vorrichtung zur Kühlung und Entfeuchtung der Frischluft verfügen.

Der Verein Deutscher Ingenieure hat im Rahmen seines „Fachausschusses für Lüftungstechnik" Regeln für die Auftragserteilung und Abnahme von Lüftungsanlagen bei Versammlungsräumen[1] aufstellen lassen, die über die hygienischen und technischen Mindestanforderungen Aufklärung geben, denen Lüftungs- und Klimaanlagen für diese Zwecke genügen müssen.

Ein in der Gesamtwirkung einwandfreier Luftzustand wird im allgemeinen dann erwartet werden können, wenn die folgenden Voraussetzungen erfüllt sind:

Die Luftzufuhr je Kopf und Stunde (die Luftrate) soll mindestens 20 m³ betragen. Höhere Werte bis zu 40 m³ können erforderlich werden.

Die Luftverteilung muß so gleichmäßig sein, daß in der Aufenthaltszone der Menschen bei normaler Raumbesetzung keine größeren Unterschiede der Raumtemperatur als höchstens 2° auftreten.

Bei einer Raumtemperatur von 22° im Sommer dürfen an keiner Stelle der Aufenthaltszone höhere Katawerke als 5,5 und von 20° im Winter höhere als 6,0 gemessen werden. Damit wird erreicht, daß die Luftbewegung in der Aufenthaltszone nicht mehr als etwa 0,1 -bis 0,2 m/s beträgt.

Klimaanlagen sollen für den Sommer- und Winterbetrieb unter unseren klimatischen Verhältnissen die folgenden Werte gewährleisten:

Zahlentafel 23. *Temperatur und Feuchtigkeit der Raumluft bei verschiedener Außentemperatur (VDI-Lüftungsregeln).*

Bei einer Außentemperatur	°C	20	25	30	32
eine Innentemperatur von	°C	22	23	25	26
eine obere Grenze der relat. Luftfeuchte . .	%	66	66	60	56

Zahlentafel 24. *Zahlenwerte über die Wärme- und Wasserdampfabgabe des Menschen.*

Innentemperatur von	°C	22	23	25	26
Wärmeabgabe durch Leitung, Konvektion und Strahlung	kcal/h	75	72	65	62
Wärmeabgabe durch Wasserverdunstung	kcal/h	27	30	36	39
Gesamtwärmeabgabe	kcal/h	102	102	101	101
Wasserdampfabgabe	g/h	46	50	60	67

[1] VDI-Lüftungsregeln. Berlin: VDI-Verlag 1937 (1951 als DIN 1946 neu erschienen).

3. Arbeits- und Betriebsräume.

Bei diesen Räumen ist zu unterscheiden zwischen *Arbeitsklima*, von dem das Wohlbefinden der in den Räumen beschäftigten Menschen abhängt und *Verarbeitungsklima*, das für die Verarbeitung und Lagerung von Werkstoffen notwendig ist.

Um günstige verarbeitungsklimatische Bedingungen in industriellen Räumen zu erzielen, müssen mit Rücksicht auf die hygroskopischen Eigenschaften der Werkstoffe (z.B. Textilfasern, Tabak, Papier, Leder u.dgl.) die relative Feuchte und Temperatur der Raumluft in bestimmten Grenzen gehalten werden, was nur mit Hilfe von Klimaanlagen möglich ist. Durch die Klimatisierung der Raumluft wird aber in vielen Fällen auch ein günstiges Arbeitsklima für die Belegschaft hergestellt, zumal was die Zugfreiheit und Reinheit der Luft anbelangt.

In vielen Arbeits- und Betriebsräumen wird durch das Arbeitsverfahren selbst eine starke Luftverschlechterung herbeigeführt. Bezüglich der zur Verbesserung des Arbeitsklimas zu ergreifenden lüftungstechnischen Maßnahmen sei verwiesen auf die VDI-Richtlinien: „Lüftung von Arbeitsräumen in Gewerbe- und Fabrikbetrieben", 2. Ausgabe 1950.

Allgemeine Grundsätze:

Die Raumluft soll möglichst frei von aufdringlichen oder lästigen Riech- und Ekelstoffen sein. Beim Betreten des Raumes soll kein Eindruck von verbrauchter Luft entstehen.

Die beste Luft soll in der Aufenthaltszone vorhanden sein. Reihenfolge: Frischluft—Atmungsebene—Arbeitsplatz—Abluft.

Die Temperatur der Raumluft darf eher etwas niedriger als zu hoch sein; ihr Feuchtigkeitsgehalt kann eher etwas geringer als zu hoch sein.

Schädliche oder explosionsfähige Staube, Gase und Dämpfe sowie pathogene Luftkeime müssen bis unterhalb der Gefährlichkeitsgrenze aus der Raumluft entfernt sein.

Bei künstlicher Lüftung soll die zur Verfügung stehende Raumgrundfläche mindestens $2,5\,m^2$ je Person und der Mindestluftraum etwa 5—$6\,m^3$ betragen.

Zeitlich und räumlich gleiche Temperaturen wirken ermüdend. Der Unterschied der Raumtemperaturen in Fuß- und Kopfebene soll möglichst gering sein. Für die Raumheizung sollen, wenn möglich, Wärmequellen mit einem gewissen Strahlungswärmeanteil verwendet werden.

Stagnierende Luft ist ebenso ungünstig wie fühlbar lästige Luftbewegungen. „Luftduschen" als wirkungsvolle Verbesserung des Arbeitsklimas bedürfen einer Anpassung des Gesamtkühleffektes an die Umgebungstemperatur und eine richtige Abstimmung von Temperatur und Geschwindigkeit der Duschenluft.

Klimatisierte Räume dürfen keinen willkürlich großen Unterschied zum sonstigen Umgebungsklima aufweisen. Kommt häufiges kurzzeitiges Betreten verschieden klimatisierter Räume in Betracht, so sind die Unterschiede besonders gering zu halten.

Ein als zweckmäßig anerkanntes und entsprechend eingestelltes Raumklima soll solange eingehalten werden, wie die Arbeitsräume in Betrieb sind.

Lüftungs- und Klimaanlagen bedürfen laufender sachkundiger Überwachung.

Lüftungsregeln des ehemaligen Reichs- und Preußischen Arbeitsministeriums[1]:

Gute Luft in den Arbeitsräumen ist die Voraussetzung guter Arbeit; gute Luft benötigt der Mensch zum Atmen und zur Abgabe der überschüssigen Körperwärme.

Die Temperatur der Luft muß der Art der Arbeit angepaßt, also bei leichter Arbeit höher sein als bei schwerer. Zu warme und zu feuchte Luft erschwert die Entwärmung des Körpers. Beachte aber, daß der erhitzte Körper gegen Abkühlungseinflüsse besonders empfindlich ist.

Halte die Luft möglichst frei von üblen Riechstoffen, Staub und gesundheitsgefährlichen Gasen.

In vielen Fällen läßt sich eine gute Luft schon durch natürliche Lüftung erreichen. Bedenke, daß eine gute natürliche Lüftung stets besser ist als eine unzulängliche künstliche.

Ohne Temperaturunterschied zwischen Arbeitsraum und Außenluft oder ohne Winddruck gibt es keine natürliche Lüftung.

Der natürliche Luftwechsel ist um so stärker, je höher der Raum, je größer der Temperaturunterschied zwischen Innen- und Außenluft und je stärker der Winddruck. Hohe schmale Fenster entlüften wirksamer als niedrige breite.

Nimm den Luftraum je Person in der warmen Jahreszeit größer als in der kalten, weil der natürliche Luftwechsel im Sommer stärker ist als im Winter. Für Werkstätten sind 12 m³ Luftraum bei Einfach- und 15 m³ bei Doppelfenster, für Büroräume 15 oder 20 m³ als untere Grenze bei natürlicher Lüftung anzusehen. Berechne hiernach die Belegung des Arbeitsraumes.

Lüfte häufig, wenn auch nur für kurze Zeit, stets jedoch in den Arbeitspausen.

Vermeide die Belästigung durch Zugluft, da sonst Erkältung droht. Große Räume mit geringem Luftwechsel sind günstiger als kleine Räume mit starkem Luftwechsel.

Bei künstlicher Lüftung soll ein geringer Überdruck im Raume herrschen. Absaugen allein verursacht häufig Zugbelästigungen. In Räumen dagegen, in denen unangenehme Dünste auftreten, ist ein geringer Unterdruck erwünscht, weil dadurch das Eindringen der Dünste in die Nachbarräume vermieden wird.

Im Winter ist die Frischluft möglichst vorgewärmt einzuführen.

Bedenke, daß Lüftungsanlagen nur dann von Nutzen sind, wenn sie sachgemäß bedient werden.

Gute Lüftungsanlagen können nur von erfahrenen Fachleuten hergestellt werden. Wenn du nutzlose Aufwendungen vermeiden willst, übertrage Planung und Einbau von Lüftungsanlagen nur erprobten Herstellern.

---

[1] Reichsarb.bl. **3**, III 118 (1937).

a) *Normalarbeitsräume*, in denen nur geringe Luftverschlechterung auftritt, werden in der Regel mit freier Lüftung (Fenster) auskommen. Notfalls muß die Wirkung durch eine zweckmäßige Raumbesetzung unterstützt werden. Dann sind als Mindestluftraum je Person für Werkstätten mit Einfachfenstern 12 m³, mit Doppe'fenstern 15 m³, für Büroräume 15—20 m³ zu verlangen. Häufiges Lüften (wenn auch nur für kurze Zeit, stets jedoch in den Pausen) ist durchzuführen.

b) *Betriebsräume in eingeschossigen Bauten*[1] (kleine Hallen) werden mit freier Lüftung auskommen, so lange die innerräumlichen Verschlechterungsquellen kein größeres Ausmaß haben. Eintritt der Zuluft an den Seiten durch zweckmäßig gestaltete Fenster oder besondere Öffnungen, Austritt durch Dachfenster. In den anderen Fällen ist Zwangslüftung in der Form der Überdrucklüftung, z.B. mittels Wand-Luftheizgeräten notwendig. Besondere Abluftkanäle sind meist entbehrlich, jedoch muß durch geeignete Dachaufsätze ein ungehindertes Abströmen der Fortluft gewährleistet sein.

c) *Fabrikräume in großen freien Hallen* (über 8 m Höhe) bedürfen vielfach nur freier Lüftung; Abzug der Luft ist durch Dachreiter zu begünstigen. Bei diesen Hallen ist bauliche Vorsorge gegen Überwärmung im Sommer sehr wichtig.

d) *Betriebsräume aller Art mit starken innerräumlichen Wärme-, Feuchtigkeits- und Geruchquellen* bedürfen gut überlegter Zwanglüftung. Dem meistens erforderlichen hohen Luftwechsel ist von vornherein so entgegenzuarbeiten, daß die Raumluftbelastung möglichst gering ist. Unzweckmäßige Bauweise und Überlastung der Räume mit Wärme- und Feuchtigkeitsquellen ergeben Luftverschlechterungsgrade, die *hinterher* mit der Raumlüftung nicht in jedem Fall bewältigt werden können! Notfalls sind Umstellungen des Fabrikationsprozesses in Betracht zu ziehen. Die Isolierung von Feuerungsanlagen, Maschinen und Apparaten darf in Zukunft nicht lediglich nach wirtschaftlichen Gesichtspunkten erfolgen, sondern sollte von vornherein auch die Gewährleistung einwandfreier Raumluft im Auge haben. Wie selbstverständlich es heute ist, Maschinen mit geeigneten Sicherungsvorrichtungen gegen Unfallgefahren auszustatten, so entschieden ist in Zukunft darauf hinzuarbeiten, daß die in die Raumluft übertretenden Wärme-, Feuchtigkeits- und Riechstoffmengen durch zweckmäßige Abkapselung der Maschinen, Geräte usw. so gering wie möglich sind (Wasserschleier gegen Strahlungswärme u. ä.). Schädliche Gase und Staube müssen *grundsätzlich* an der Entstehungstelle erfaßt und auf kürzestem Wege aus dem Raum entfernt und gefahrlos beseitigt werden (*Absaugungsanlagen*), ohne daß sie auf diesem Wege an Mund und Nase der Arbeiter

---

[1] VDI-Richtlinien: Lüftung von Arbeitsräumen in Gewerbe- und Fabrikbetrieben. Düsseldorf: Dtsch. Ingenieur-Verlag 1950.

vorbeigeführt werden. Absaugungen verlangen in jedem Fall gut überlegte Maßnahmen für ausreichenden und zugfreien Ersatz der abgesaugten Luft; sie müssen gegebenenfalls in guter Übereinstimmung mit der allgemeinen Raumbelüftung arbeiten. Lassen sich Vergiftungsgefahren durch Gase, Nebel oder Staube durch Abkapselung und Absaugung nicht mit Sicherheit ausschließen, so müssen *Schutzmasken* oder Frischluftgeräte zur Anwendung kommen.

Bestimmte Betriebszweige, z.B. Textilbetriebe, Tabakwarenfabriken, Papierfabriken, photographische Betriebe usw. sind aus Gründen der Güte ihrer Produktionen an der Einhaltung bestimmter gleichbleibender Temperatur- und Feuchtigkeitsbedingungen im Raum interessiert (*Fertigungsklima*). In diesen Fällen haben sich Klimaanlagen eingebürgert (Zahlentafel XI).

e) *Hitzebetriebe.* Als Hitzebetriebe gelten Betriebe, bei denen die Temperatur an den Arbeitsplätzen regelmäßig 25° bei einer relativen Luftfeuchtigkeit von 90—100% übersteigt. Ohne Rücksicht auf die Feuchtigkeit gelten solche Betriebe als Hitzebetriebe, bei denen an den Arbeitsplätzen die Lufttemperatur regelmäßig höher als 25° liegt.

Kann in diesen Fällen eine günstige Beeinflussung des Arbeitsklimas durch lufttechnische Einrichtungen wie Lüftungs- und Klimaanlagen, Anlagen zur Kühlung und Trocknung der Luft sowie Luftduschen (LIESE[1]) zur inidividuellen Kühlung der Arbeiter nicht zum Ziele führen, kommt Herabsetzung der Arbeitszeit in Betracht.

Im Falle der Untertagearbeit (Bergwerksbetriebe) tritt eine gesetzliche Herabsetzung der Normalarbeitszeit von 8 auf 6 Stunden ein, wenn am Arbeitsplatz die Trockentemperatur 30°C und die Naßtemperatur 25°C beträgt. Dabei wird am Arbeitsplatz eine Mindestluftgeschwindigkeit von 0,5 m/s gefordert.

In Betrieben mit Brenn- und Schmelzöfen ist das Hauptgewicht auf die sorgfältige Abschirmung der auf die Arbeiter von hier aus einwirkenden Strahlungswärme zu legen. Ein besonders wirksames Schutzprinzip bietet die Verwendung wasserberieselter Drahtgitter z.B. vor Feuerlöchern, an den Öfen bei Glasschmelzen u.dgl. (LIESE[2]).

f) *Spritzlackierereien.* In diesen Betrieben sollen je Person mindestens 15 m³ Luftraum und 3 m² Grundfläche gewährleistet sein. Die Fensterflächen sollen eine Mindestgröße von 0,8×1,4 m haben. Durch zugfrei arbeitende Lüftungsanlagen soll die Luftgeschwindigkeit am Eintrittsquerschnitt des Spritzstandes etwa 0,6—0,8 m/s betragen. Sind besondere Spritzkammern vorhanden, so ist deren waagerechte

---

[1] Reichsarb.bl. **8**, III 366 (1942).
[2] Reichsarb.bl. **7**, III 435 (1941).

Durchlüftung anzustreben. Die einzuhaltende Luftgeschwindigkeit soll hier mindestens 0,5 m/s, jedoch nicht mehr als 1,0 m/s betragen[1].

g) *Küchen in Wohnungen.* Fensterlüftung durch zweckmäßige Küchenfenster (Fensterflügel erst 30 cm über dem Fensterbrett beginnen lassen; Feststellvorrichtung für kleine Luftspalten von 1—10 cm vorsehen; Kippflügel mit bequemer Feststellvorrichtung).

Gewerbliche Küchen. Zwanglüftung, da meistens dauernd geregelte Zufuhr erheblicher Luftmengen gewährleistet sein muß. Die erforderlichen Luftmengen werden zweckmäßigerweise auf die in der Küche aufgestellten Küchengeräte bezogen. Es wird gerechnet (nach SPRENGER[2]) für:

Herde:

je 1 m² Herdplatte, kohlebeheizt	3000 m³/h
je 1 m² Herdplatte, gasbeheizt	1500 m³/h
je 1 m² Herdplatte, elektrisch beheizt . .	1000 m³/h

Kochkessel:

100 l Inhalt	300 m³/h
200 l Inhalt	600 m³/h
500 l Inhalt	1000 m³/h
1000 l Inhalt	1500 m³/h

Kippbratpfannen:

60 · 80 cm	500 m³/h

Die Ausführung von Küchenlüftungen hängt in den Einzelheiten ihrer technischen Gestaltung stark vom baulichen Zustand der Küchen bzw. von ihrer Lage im Gebäude ab (gute Wärmeisolierung der Wände und Dächer, Doppelfenster).

h) *Eingebaute Kesselräume.* Heizräume für zentrale Heizungsanlagen (vgl. Richtlinien aus dem früheren Reichsarbeitsministerium vom 5. 3. 40) können in der Regel durch Abluftschächte (möglichst in Schornsteinnähe) einwandfrei gelüftet werden, bei denen ausreichend bemessene Zuluftöffnungen Unterdruckentstehung verhindern, damit in den Kaminen keine rückläufigen Strömungen mit Übertritt von Rauchgasen aus den Kesseln in den Raum auftreten (STREMPEL[3]). Ist Zwanglüftung erforderlich, so sind aus dem gleichen Grund die Zu- und Abluftventilatoren zu kuppeln, damit sie stets gleichzeitig laufen.

i) *Krankenhäuser.* Zentrale Lüftungsanlagen werden überwiegend abgelehnt (wirtschaftliche Gründe, zu verschiedener Luftbedarf der einzelnen Räume, zwangsweiser Verzicht auf Fensterlüftung). Während der warmen Jahreszeit reicht in Krankenzimmern die Fensterlüftung aus. Im Winter ist eine Vorwärmung der Frischluft erforderlich, wozu

---

[1] Richtlinien (Ausgabe 1949) durch den Hauptverband der Berufsgenossenschaften (Zentralstelle f. Unfallverhütung) erhältlich.

[2] Gesundh.-Ing. **68**, 70 (1947).

[3] Die Technik **3**, 129 (1948).

in erster Linie der Raumheizkörper zu benutzen ist, was mit Hilfe geeigneter Spezialfenster erreicht werden kann. Für bestimmte Räume (Operationssäle) bieten Klimaanlagen Vorteile. Lüftungsanlagen sind für Warte- und Umkleideräume, Laboratorien, Röntgenräume u. a. regelmäßig in Erwägung zu ziehen. Klimaanlagen für therapeutische Zwecke verdienen Beachtung und Förderung.

Anhang.

Bestimmung des Kohlensäuregehaltes der Luft.

Kohlensäurebestimmungen in der Luft vermögen einen brauchbaren Verschlechterungsmaßstab von Raumluft gegenüber frischer Außenluft abzugeben. Mit ihrer Hilfe lassen sich ferner Einblicke in das Ausmaß der natürlichen Lüftung von geschlossenen Räumen erhalten.

a) *Bestimmung der natürlichen Ventilation.* Zunächst wird der Inhalt des Raumes ausgemessen, wobei vorhandene Möbel, Einrichtungsgegenstände u. dgl. abzuziehen sind. Sodann reichert man die Luft mit Kohlensäure (am besten aus der Bombe) an, mischt sie gut durch (Schwenken von Tüchern od.dgl.) und bestimmt den jetzt vorhandenen Kohlensäuregehalt. Nach $^1/_2$—1 Stunde, während der Zeit der Raum sich selbst überlassen blieb, wird die Kohlensäurebestimmung wiederholt, die nun einen kleineren Wert als beim erstenmal liefert. In der Zwischenzeit sind Kohlensäurebestimmungen in der Luft der angrenzenden Räumlichkeiten und gegebenenfalls im Freien gemacht worden, aus denen das Mittel gebildet wird. Die während der gewählten Versuchszeit in den Raum eingedrungene Frischluftmenge berechnet sich nach der Formel von SEIDEL:

$$C = 2{,}303 \cdot M \cdot \log \frac{p_1 - a}{p_2 - a},$$

worin

C = eingedrungene Luftmenge in m³,
M = Rauminhalt in m³,
p_1 = der zu Beginn des Versuchs ⎫ vorhandene Kohlensäuregehalt und
p_2 = der am Ende des Versuchs ⎭
a = das Mittel aus den Kohlensäuremengen der anstoßenden Räume

ist.

Beispiel: Zimmergröße 82 m³; Versuchsdauer $^3/_4$ Stunde; $p_1 = 3{,}2^0/_{00}$, $p_2 = 2{,}75^0/_{00}$; Kohlensäuregehalt in den angrenzenden Räumen bzw. im Freien 0,5, 0,6, 0,7 und $0{,}3^0/_{00}$, mithin Kohlensäuregehalt der zuströmenden Luft im Mittel $a = 0{,}5^0/_{00}$.

Also ist

$$C = 2{,}303 \cdot 82 \cdot \log \frac{3{,}2 - 0{,}5}{2{,}75 - 0{,}5},$$
$$= 2{,}303 \cdot 82 \cdot \log 1{,}20,$$
$$= 2{,}303 \cdot 82 \cdot 0{,}079$$
$$= 24{,}8 \mathrm{m}^3/{}^3/_4 \text{ Std.} = \mathbf{33{,}07 \mathrm{m}^3/Std.}$$

Ist lediglich die Größe der sog. Porenventilation zu bestimmen, so muß der Raum zur Durchführung des Versuchs abgedichtet werden in der Weise, wie es z.B. bei Raumdurchgasungen üblich ist (Bekleben der Fenster- und Türritzen mit gummierten Papierstreifen, Abdichten der Öfen, Türschlösser usw.

b) *Verfahrensbeschreibung.* Eine genaue Bestimmung des Kohlensäuregehaltes der Luft setzt die Hilfsmittel eines chemischen Laboratoriums voraus. Die beste Methode ist die von PETTENKOFER angegebene, bei der eine genaue abgemessene Luftmenge mit Barytwasser bekannter Alkalinität geschüttelt wird. Infolge der Anwesenheit von Kohlensäure nimmt die Alkalinität der Lösung ab, und aus dem Unterschied zu Beginn und am Ende des Versuchs kann die absorbierte Menge Kohlensäure titrimetrisch genau bestimmt werden[1].

Vielfach wird es genügen, sich schnell einen annäherungsweise richtigen Wert für den Kohlensäuregehalt einer Luft zu verschaffen. Hierfür ist das von LUNGE-ZECKENDORF eingeführte *Schnellverfahren* brauchbar, das den Vorteil hat, sich die benötigte Apparatur leicht selbst herstellen zu können. Die Genauigkeit läßt sich zu völlig befriedigenden Angaben steigern, wenn der betreffende Apparat in 2—3 Luftarten mit verschiedenem, gut bekannten Kohlensäuregehalt geeicht wird und die dabei gefundenen Werte zur Korrektur der angegebenen Zahlentafel benutzt werden. Es kann von einer einzigen Person bedient werden und gibt bei genügendem Vertrautsein durchaus zuverlässige Werte. Hierbei muß darauf geachtet werden, daß keine Ausatmungsluft mit eingesaugt wird. Die Zusammenstellung geschieht folgendermaßen:

Zu einem Pulverfläschchen (s. Abb. 37) von etwa 80 cm³ Inhalt wird ein passender, doppelt durchbohrter Kautschukstopfen ausgesucht. Die eine Bohrung trägt ein gerades, bis zum Boden des Fläschchens reichendes Glasrohr und an dessen äußerem Ende ein Stück Gummischlauch; durch die andere Bohrung ist ein kurzes gekrümmtes Glasrohr gesteckt, dessen äußeres Ende durch einen Kautschukschlauch mit einem Gummiballon von etwa 70 cm³ Fassungsvermögen verbunden ist. Ein Längsschlitz von etwa 1 cm Länge in dem letzterwähnten Gummi-

---

[1] Eine genaue Beschreibung der Methode findet sich in Lehrbüchern der Hygiene.

schlauch liefert ein Ventil, das beim Zusammendrücken des Ballons die
Luft vollständig austreten läßt, wenn gleichzeitig der Schlauchansatz
auf dem geraden Glasrohr zugeklemmt wird; läßt man aber dann den
Ballon los und hebt gleichzeitig jenen Verschluß auf, so geht alle Luft
nur durch das gerade Glasrohr und das Pulverfläschchen in den Ballon,
während das Ventil keine Luft passieren läßt.

Zur Ausführung der Analyse bringt man in das Fläschchen 10 cm³
einer dünnen, mit Phenolphthalein rot gefärbten Sodalösung (man hält
sich zweckmäßig eine Lösung von 5,3 g wasserfreier Soda in 1 l = $^1/_{10}$ Nor-
mallösung vorrätig, in welcher man
0,1 g Phenolphthalein aufgelöst hat).
Von dieser Lösung verdünnt man
am Versuchstage 2 cm³ mit 100 cm³
destilliertem, ausgekochtem und
wieder abgekühltem Wasser. Sodann läßt man mit Hilfe des Ballons
und der beschriebenen Ventilwir-
kung eine Ballonfüllung Luft des
Untersuchungsraumes nach der
anderen durch die Sodalösung
streichen. Nach jeder frischen
Füllung schließt man den offenen

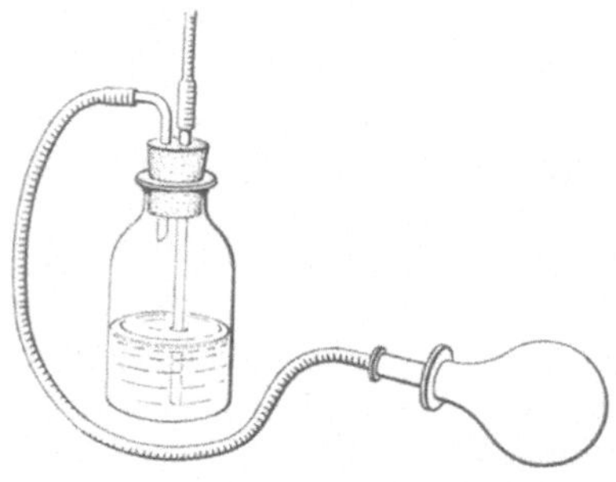

Abb. 37. Flasche zur Kohlensäurebestimmung
(nach LUNGE-ZECKENDORF).

Schlauch durch scharfes Abknicken und schüttelt eine volle Minute
lang, damit alle CO_2 der Luft absorbiert wird. In dieser Weise fährt man
fort, bis die Sodalösung entfärbt ist. Aus der bis dahin verbrauchten
Zahl der Ballonfüllungen läßt sich der CO_2-Gehalt der Luft annähernd
entnehmen. Im Mittel braucht man

in einer Luft von:

0,3 Promille CO_2	. . . . . .	48	Ballonfüllungen
0,4 ,,	,, ...	35	,,
0,5 ,,	,, ...	27	,,
0,6 ,,	,, ...	21	,,
0,7 ,,	,, ...	17	,,
0,8 ,,	,, ...	13	,,
0,9 ,,	,, ...	10	,,
1,0 ,,	,, ...	9	,,
1,2 ,,	,, ...	8	,,
1,4 ,,	,, ...	7	,,
1,5 ,,	,, ...	6	,,

Geht der CO_2-Gehalt der Luft über 1,5 $^0/_{00}$ hinaus, so ist es besser,
den Versuch mit einer doppelt so starken Sodalösung (2 cm³ der Stamm-
lösung mit 50 cm³ Wasser verdünnt) zu wiederholen. Bei Verwendung
dieser Lösung zeigen an:

1,2 Promille CO_2 . . . . . . 16 Ballonfüllungen
1,5 ,, ,, ... 12 ,,
2,0 ,, ,, ... 8 ,,
2,2 ,, ,, ... 7 ,,
2,5 ,, ,, ... 6 ,,
3,0 ,, ,, ... 5 ,,
3,7 ,, ,, ... 4 ,,

Handhabung:

1. Gerät zusammensetzen und durch mehrfache Betätigung des Ballons mit der zu untersuchenden Luft füllen.

2. Einpipettieren der Reagenzien.

3. Mit der linken Hand das offene Schlauchende fest abknicken und den Ballon gut zusammendrücken. Die Luft entweicht durch den Schlitz im Ballonschlauch.

4. Freigabe von Schlauchöffnung und Ballon. Die Untersuchungsluft dringt ein und perlt durch die Flüssigkeit.

5. Mit der linken Hand offenes Schlauchende wieder verschließen und Fläschchen 1 Minute lang gut durchschütteln.

Vorgang gemäß Nr. 3—5 solange erforderlich wiederholen.

Zahlentafel I. *Psychro-*

Psychrometrische

t	0°		1°		2°		3°		4°		5°		6°	
°C	e mm	F %	e mm	F %	e mm	F %	e mm	F %	e mm	F %	e mm	F %	e mm	F %
—30	0,4	100												
—25	0,6	100												
—20	0,9	100												
—15	1,4	100	0,8	55										
—10	2,1	100	1,4	67										
— 9	2,3	100	1,6	69										
— 8	2,5	100	1,7	71	1,0	42								
— 7	2,7	100	1,9	73	1,2	46								
— 6	2,9	100	2,1	74	1,4	49								
— 5	3,1	100	2,4	76	1,6	52								
— 4	3,4	100	2,6	77	1,8	55								
— 3	3,7	100	2,9	78	2,1	57	1,3	36						
— 2	4,0	100	3,1	80	2,3	60	1,6	40						
— 1	4,3	100	3,4	80	2,6	61	1,8	43						
0	4,6	100	3,7	81	2,9	63	2,1	45	1,3	28				
1	4,9	100	4,0	82	3,2	65	2,4	48	1,6	32				
2	5,3	100	4,3	82	3,5	66	2,7	51	1,9	35	1,0	19		
3	5,7	100	4,7	83	3,7	66	2,9	51	2,1	37	1,3	23		
4	6,1	100	5,1	84	4,1	67	3,2	52	2,4	39	1,6	26		
5	6,5	100	5,5	84	4,5	69	3,5	54	2,6	39	1,8	28		
6	7,0	100	5,9	85	4,9	70	3,9	56	2,9	42	2,0	28		
7	7,5	100	6,4	85	5,3	71	4,3	57	3,3	44	2,3	31	1,4	18
8	8,0	100	6,9	86	5,8	72	4,7	59	3,7	46	2,7	34	1,7	21
9	8,6	100	7,4	87	6,3	73	5,2	61	4,1	48	3,1	36	2,1	25
10	9,2	100	8,0	87	6,8	74	5,7	62	4,6	50	3,5	39	2,5	28
11	9,8	100	8,6	87	7,4	75	6,2	63	5,1	52	4,0	41	2,9	30
12	10,5	100	9,2	88	8,0	76	6,8	65	5,6	54	4,5	43	3,4	33
13	11,2	100	9,8	88	8,6	77	7,3	66	6,2	55	5,0	45	3,9	35
14	11,9	100	10,5	88	9,2	78	8,0	67	6,7	57	5,6	47	4,4	37
15	12,7	100	11,3	89	9,9	78	8,6	68	7,4	58	6,1	49	5,0	39
16	13,5	100	12,1	89	10,7	79	9,4	69	8,0	59	6,8	50	5,5	41
17	14,4	100	13,0	90	11,5	80	10,1	70	8,7	61	7,4	52	6,2	43
18	15,4	100	13,8	90	12,3	80	10,9	71	9,5	62	8,1	53	6,8	44
19	16,3	100	14,7	90	13,2	81	11,7	72	10,3	63	8,9	54	7,5	46
20	17,4	100	15,7	91	14,1	81	12,6	72	11,1	64	9,6	55	8,3	47
21	18,5	100	16,8	91	15,1	82	13,5	73	12,0	65	10,5	57	9,0	49
22	19,6	100			16,2	82	14,5	74	12,9	66	11,4	58	9,9	50
23	20,9	100			17,3	83	15,5	74	13,9	66	12,3	59	10,8	52
24	22,2	100			18,4	83	16,6	75	14,9	67	13,3	60	11,7	53
25	23,5	100					17,8	76	16,0	68	14,3	61	12,7	54
26	25,0	100					19,0	76	17,2	69	15,4	62	13,7	55
27	26,5	100							18,4	69	16,6	63	14,8	56
28	28,1	100							19,7	70	17,8	63	16,0	57
29	29,7	100									19,1	64	17,2	58
30	31,5	100									20,5	65	18,5	59

meter-Tafel

Differenz

7°		8°		9°		10°		11°		12°		13°		14°		15°	
e mm	F %	e mm	F %	e mm	F %	e mm	F %	e mm	F %	e mm	F %	e mm	F %	e mm	F %	e mm	F %
1,5	16																
1,9	19																
2,3	22	1,3	13														
2,8	25	1,7	16														
3,3	28	2,2	18	1,1	10												
3,8	30	2,7	21	1,6	13												
4,3	32	3,2	24	2,1	15												
4,9	34	3,7	26	2,6	18	1,5	10										
5,5	36	4,3	28	3,1	20	2,0	13										
6,2	38	4,9	30	3,7	23	2,5	16	1,4	9								
6,9	40	5,6	32	4,3	25	3,1	18	1,9	11								
7,6	41	6,3	34	5,0	27	3,7	20	2,5	14								
8,4	43	7,0	36	5,7	29	4,4	22	3,1	16	1,9	10						
9,2	44	7,8	38	6,4	31	5,1	25	3,8	18	2,5	12						
10,1	46	8,7	39	7,2	33	5,8	26	4,5	20	3,2	15						
11,1	47	9,5	40	8,0	34	6,6	28	5,2	22	3,9	16	2,6	11				
12,1	48	10,5	42	8,9	36	7,4	30	6,0	24	4,6	18	3,3	13				
13,1	49	11,4	43	9,8	37	8,3	31	6,8	26	5,4	20	4,0	15	2,7	11		
14,2	51	12,5	44	10,8	39	9,2	33	7,7	27	6,2	22	4,8	17	3,4	12		
15,3	52	13,6	46	11,9	40	10,2	34	8,6	29	7,1	24	5,6	19	4,2	14		
16,6	53	14,7	47	13,0	41	11,2	36	9,6	30	8,0	25	6,5	21	5,0	16	3,6	11

Zahlentafel II. *Spannungstafel für gesättigten Wasserdampf.*
Dampfdruck über flüssigem Wasser.

Temp. °C	0,0	0,1	0,2	0,3	0,4	0,5	0,6	0,7	0,8	0,9	Gewicht in m³ g
—10	2,17	2,15	2,13	2,12	2,10	2,08	2,07	2,05	2,03	2,02	2,37
— 9	2,34	2,32	2,31	2,29	2,27	2,25	2,23	2,22	2,20	2,18	2,53
— 8	2,53	2,51	2,49	2,47	2,45	2,43	2,42	2,40	2,38	2,36	2,73
— 7	2,73	2,71	2,69	2,67	2,65	2,63	2,61	2,59	2,57	2,55	2,95
— 6	2,95	2,93	2,91	2,88	2,86	2,84	2,82	2,80	2,78	2,75	3,17
— 5	3,18	3,16	3,03	3,11	3,09	3,06	3,04	3,02	3,00	2,97	3,40
— 4	3,43	3,41	3,38	3,35	3,33	3,30	3,28	3,26	3,23	3,21	3,66
— 3	3,70	3,67	3,64	3,61	3,59	3,56	3,53	3,51	3,48	3,46	3,94
— 2	3,98	3,95	3,92	3,89	3,86	3,84	3,81	3,78	3,75	3,72	4,22
— 1	4,28	4,25	4,22	4,19	4,16	4,13	4,10	4,07	4,04	4,01	4,51
— 0	4,60	4,57	4,54	4,51	4,47	4,44	4,41	4,38	4,35	4,31	4,84
+ 0	4,60	4,64	4,67	4,71	4,74	4,77	4,81	4,84	4,88	4,91	4,84
1	4,95	4,99	5,02	5,06	5,09	5,13	5,17	5,20	5,24	5,28	5,20
2	5,32	5,35	5,39	5,43	5,47	5,51	5,55	5,59	5,63	5,67	5,58
3	5,71	5,75	5,79	5,83	5,87	5,91	5,95	6,00	6,04	6,08	5,96
4	6,12	6,17	6,21	6,25	6,30	6,34	6,39	6,43	6,48	6,52	6,38
5	6,57	6,61	6,66	6,70	6,75	6,80	6,85	6,89	6,94	6,99	6,81
6	7,04	7,09	7,14	7,18	7,23	7,28	7,33	7,39	7,44	7,49	7,28
7	7,54	7,59	7,64	7,69	7,75	7,80	7,85	7,91	7,96	8,02	7,76
8	8,07	8,13	8,18	8,24	8,29	8,35	8,41	8,46	8,52	8,58	8,28
9	8,64	8,69	8,75	8,81	8,87	8,93	8,99	9,05	9,11	9,17	8,83
10	9,23	9,30	9,36	9,42	9,48	9,55	9,61	9,68	9,74	9,81	9,40
11	9,87	9,94	10,00	10,07	10,14	10,20	10,27	10,34	10,41	10,48	10,02
12	10,54	10,61	10,68	10,75	10,83	10,90	10,97	11,04	11,11	11,19	10,67
13	11,26	11,33	11,41	11,48	11,56	11,63	11,71	11,78	11,86	11,94	11,36
14	12,02	12,09	12,17	12,25	12,33	12,41	12,49	12,57	12,65	12,73	12,09
15	12,82	12,90	12,98	13,07	13,15	13,24	13,32	13,41	13,49	13,58	12,85
16	13,66	13,75	13,84	13,93	14,02	14,11	14,20	14,29	14,38	14,47	13,65
17	14,56	14,65	14,75	14,84	14,93	15,03	15,12	15,22	15,32	15,41	14,50
18	15,51	15,61	15,70	15,80	15,90	16,00	16,10	16,20	16,30	16,41	15,39
19	16,51	16,61	16,72	16,82	16,93	17,03	17,14	17,25	17,35	17,46	16,39
20	17,57	17,68	17,79	17,90	18,01	18,12	18,23	18,34	18,46	18,57	17,32
21	18,68	18,80	18,92	19,03	19,15	19,27	19,38	19,50	19,62	19,74	18,35
22	19,86	19,98	20,11	20,23	20,35	20,48	20,60	20,73	20,85	20,98	19,44
23	21,10	21,23	21,36	21,49	21,62	21,75	21,88	22,02	22,15	22,28	20,60
24	22,42	22,55	22,69	22,82	22,96	23,10	23,24	23,38	23,52	23,66	21,80
25	23,80	23,94	24,08	24,23	24,37	24,51	24,66	24,81	24,96	25,10	23,08
26	25,25	25,40	25,55	25,70	25,86	26,01	26,16	26,32	26,47	26,63	24,41
27	26,78	26,94	27,10	27,26	27,42	27,60	27,74	27,90	28,07	28,23	25,80
28	28,40	28,56	28,73	28,89	29,06	29,23	29,40	29,57	29,75	29,92	27,27
29	30,09	30,27	30,44	30,62	30,79	30,97	31,15	31,33	31,51	31,69	28,80
30	31,87	32,06	32,24	32,43	32,61	32,80	32,99	33,17	33,36	33,56	30,40

Zahlentafel II. (Fortsetzung.)

Temp. ° C	0,0	0,1	0,2	0,3	0,4	0,5	0,6	0,7	0,8	0,9	Gewicht in m³ g
31	33,74	33,94	34,13	34,32	34,52	34,72	34,91	35,10	35,31	35,51	32,10
32	35,70	35,91	36,12	36,32	26,52	26,73	36,93	37,14	37,35	37,56	33,86
33	37,77	37,98	38,20	38,42	38,64	38,84	39,06	39,28	39,50	39,72	35,70
34	39,94	40,16	40,39	40,62	40,84	41,06	41,29	41,52	41,75	41,98	37,62
35	42,22	42,45	42,69	42,92	43,16	43,40	43,64	43,88	44,12	44,36	39,65
36	44,61	44,85	45,09	45,34	45,59	45,84	46,10	46,35	46,60	46,86	41,74
37	47,11	47,37	47,63	47,89	48,15	48,41	48,67	48,94	49,20	49,47	43,94
38	49,74	50,01	50,28	50,55	50,82	51,10	51,37	51,65	51,93	52,21	46,25
39	52,50	52,77	53,06	53,34	53,63	53,91	54,20	54,49	54,78	55,08	48,65
40	55,37	55,67	55,96	56,26	56,56	56,86	57,17	57,47	57,77	58,08	51,16

Zahlentafel III. *Jahresminima und -maxima der Temperatur.*

Ort	Winter			Sommer		
	Jahresminima der Temperatur		Tiefsttemp. für Wärme-bedarfsrech-nung laut „Regeln"	Jahresmaxima der Temperatur		Zahl der Tage mit mindestens 25° Höchsttemp.
	mittlere	absolute		mittlere	absolute	
Nürnberg . . .	— 17,2	— 27,8	— 18	32,6	37,2	34
Augsburg . . .	— 16,6	— 28,2	— 18	32,0	36,6	31
München . . .	— 16,0	— 25,5	— 18	31,6	36,2	30
Chemnitz . . .	— 15,5	— 28,9	— 18	31,7	36,2	27
Leipzig	— 15,3	— 26,3	— 15	32,2	36,2	31
Berlin-Dahlem .	— 14,7	— 26,0	— 15	32,6	35,5	31
Kassel	— 14,7	— 26,6	— 15	32,1	37,0	29
Braunschweig .	— 14,5	— 26,3	— 15	32,5	36,4	29
Halle	— 14,5	— 27,1	— 15	32,7	36,3	34
Magdeburg . .	— 14,3	— 25,7	— 15	33,5	37,5	38
Karlsruhe . .	— 13,9	— 23,2	— 15	32,5	38,2	41
Stuttgart . . .	— 13,5	— 25,0	— 15	33,0	38,7	41
Münster . . .	— 13,4	— 27,0	— 12	32,5	35,4	30
Freiburg . . .	— 13,4	— 21,7	— 12	32,9	39,4	44
Trier	— 12,9	— 21,0	— 12	32,5	35,4	30
Frankfurt a. M.	— 12,8	— 21,5	— 12	32,0	37,8	39
Mainz	— 12,0	— 21,8	— 12	33,2	37,2	40
Aachen	— 11,3	— 20,3	— 12	32,3	37,0	27
Köln	— 9,9	— 19,6	— 12	31,9	35,5	30
Lübeck	— 13,8	— 27,2	— 15	30,7	34,8	15
Hamburg . . .	— 11,5	— 21,1	— 15	30,0	33,5	13
Kiel	— 11,2	— 20,0	— 15	27,4	31,3	5

Zahlentafel IV.

Zahl der jährlichen Eis-, Frost-, Sommer-, heiteren und trüben Tage.

E = Eistage (Temperatur-Maximum unter 0°), F = Frosttage (Temperatur-Minimum unter 0°), S = Sommertage (Temperatur-Maximum mind. 25°), H = heitere Tage, T = trübe Tage.

	E	F	S	H	T
Berlin	25	77	34	44	140
Görlitz	32	94	25	41	126
Magdeburg	23	83	36	38	129
Kiel	24	82	4	39	152
Göttingen	22	83	30	25	163
Münster	16	83	30	40	144
Wiesbaden	16	68	33	50	145
Köln	11	50	28	40	102
Würzburg	21	88	34	54	168
München	35	113	28	45	142
Leipzig	24	85	30	39	151
Heilbronn	21	84	44	58	110
Karlsruhe	20	80	40	53	151
Darmstadt	17	75	39	35	115
Rostock	25	96	21	35	130
Jena	21	105	45	33	135
Eutin	24	82	13	40	146
Hamburg	23	71	12	32	158

Zahlentafel V. *Monats- und Jahresmittel der Windgeschwindigkeit in m/sec.*

Station nebst Höhe des Anemometers über dem Erdboden (m)	Januar	Februar	März	April	Mai	Juni	Juli	August	September	Oktober	November	Dezember	Jahr
Borkum 44	8,5	8,0	8,2	7,4	7,0	7,0	6,9	7,4	7,2	8,4	8,7	8,9	7,8
Wilhelmshaven 17	6,5	6,4	6,6	6,0	5,6	5,0	4,5	4,5	4,6	5,6	6,5	6,5	5,7
Hamburg 28	6,2	5,9	5,9	5,3	5,1	4,9	4,9	5,0	4,9	5,5	5,8	6,1	5,5
Kiel 15	6,0	5,8	5,9	5,0	4,8	4,5	4,5	4,7	4,6	5,1	5,6	5,8	5,2
Swinemünde 24	5,3	5,1	5,2	4,8	4,6	4,1	4,0	4,2	4,4	4,8	5,2	5,4	4,8
Dresden 20	4,3	4,2	3,9	3,7	3,3	3,5	3,5	3,5	3,3	3,2	4,0	4,3	3,7
Berlin 33	4,9	5,0	5,2	4,6	4,4	4,2	4,1	4,2	4,0	4,5	4,3	4,8	4,5
Magdeburg 34	4,9	4,7	4,8	4,4	4,2	4,1	4,1	4,2	3,9	4,1	4,4	4,7	4,4
Kassel 12	2,5	2,4	2,5	2,1	2,0	1,9	1,8	1,9	1,8	2,1	2,2	2,7	2,2
Kaiserslautern 21	2,7	2,7	2,8	2,4	2,1	1,9	2,0	2,0	1,7	2,2	2,5	2,8	2,3
Hohenheim b. Stuttgart 14	1,9	2,1	2,4	2,3	2,1	1,8	1,8	1,7	1,7	1,8	1,8	1,9	1,9
München 19	1,8	2,0	2,1	1,9	1,8	1,8	1,7	1,6	1,5	1,6	1,7	1,8	1,8

Zahlentafel VI.
Feuchtigkeit von Innen- und Außenluft (Monatsmittel).

Monat	Außenluft		Innenluft	
	Tem- peratur	relative Feuchtigkeit	Tem- peratur	relative Feuchtigkeit
	° C	%	° C	%
Oktober . .	9,4	72	19,6	45
November .	4,5	70	19,2	37
Dezember .	1,0	71	18,6	32
Januar . .	— 3,0	69	18,5	27
Februar . .	— 0,1	68	19,5	30
März . . .	5,8	68	20,3	31
April . . .	7,8	64	19,6	34

Zahlentafel VII.
Feuchtigkeits- und Niederschlagsmenge für verschiedene Orte.

Station	Relative Feuchtigkeit in %		Niederschlags- mengen
	Jahres- mittel	absolut. Minimum	Jahresmittel cm
Borkum	86	30	68
Kiel	86	31	72
Hamburg	81	21	70
Lübeck	85	24	62
Rostock	83	12	58
Schwerin	81	19	60
Berlin	76	15	57
Liegnitz	77	11	52
Torgau	79	18	54
Halle	78	15	53
Jena	78	12	59
Klausthal	85	16	134
Göttingen	80	18	61
Braunschweig	79	15	68
Kassel	79	16	61
Aachen	76	7	82
Wiesbaden	77	14	60
Bayreuth	78	16	55
Dresden	75	8	67

Zahlentafel VIII. *Sonnenstrahlung in kcal/m²h am 1. Juli für 50° n. Br.*

Zeit Uhr	Wände gerichtet nach:								Flach-dach
	NO	O	SO	S	SW	W	NW	N	
5	270	250	85					130	40
6	410	440	215					140	145
7	412	515	320					45	265
8	325	525	415	60					390
9	205	470	455	180					520
10	55	350	440	275					625
11		190	375	340	105				700
12			260	370	260				725
13			105	340	375	190			700
14				275	440	350	55		625
15				180	455	470	205		520
16				60	415	525	325		390
17					320	515	410	45	265
18					215	440	410	140	145
19					85	250	270	130	40

Zahlentafel IX.

Schädlichkeit hygienisch wichtiger Gase und Dämpfe in der Raumluft.

	Hygienischer Grenzwert mg/l	Bei längerer Einwirkung nicht indifferent mg/l	1 Vol.-% . ∼ mg/l
Ammoniak	0,0014*	0,07	7,6
Äthylalkohol	2,0	5,0	20,5
Äthyläther (Äther)	0,5	6,0	35,0
Äthylenglykoldiäthyläther	0,5	0,6	53,0
Arsenwasserstoff	0,002	0,005	35,0
Benzin	1,14	10,0	38,0
Benzol	0,2	1,8	35,0
Blausäure	0,02	0,04	12,0
Blei	0,00015	0,0003	—
Cadmium	0,0001	0,0002	—
Chlor	0,003	0,015*	32,0
Chloroform (Trichlormethan) . . .	1,5*	5,0	53,0
Chlorwasserstoff	0,015	0,07*	16,0
Chromsäure	0,0001	0,00015	—
Kohlendioxyd	18,0	65,0	19,5
Kohlenoxyd	0,15	0,2	12,5
Methylalkohol	0,26	0,5	14,0
Methylchlorid	0,2	1,0	22,5
Monochloräthan (Äthylchlorid) . . .	0,5	1,0	29,0
Nitrose Gase (als NO_2 berechnet) .	0,04*	0,07	13,5
Phosgen	0,001	0,002	44,0
Phosphorwasserstoff	0,001*	0,004	15,0
Quecksilber	0,0001	0,00015	—
Schwefeldioxyd	0,03	0,06**	28,5
Schwefelkohlenstoff	0,06	0,3	34,0
Schwefelwasserstoff	0,004*	0,2	15,0
Tetrachloräthan	0,01	0,03	75,0
Tetrachlorkohlenstoff	0,35	4,0	69,0
Trichloräthylen (Tri)	0,9*	1,2	55,0

* Geruch.   ** Hustenreiz.

Zahlentafel X.

Explosionsgrenze und Entzündungstemperatur hygienisch wichtiger Gase und Dämpfe.

Name	Explosionsgrenzen				Ent-zündungs-temperatur ° C
	in Vol.-%		in g/m³ Luft bei 20° C		
	untere	obere	untere	obere	
Aceton	1,6	15,3	38	368	570 (500)
Ammoniak	16	27	100	190	780
Äthylalkohol (Alkohol, Äthanol) .	2,6	18,9	50	360	500 (400)
Äthyläther (Äther)	1,2	23 (51)	37	705 (1565)	180
Benzin, Leicht-(n-Hexan) . . .	1,1	8	39	286	460 (415)
Benzol	0,8	8,6	26	278	560
Blausäure (Cyanwasserstoff) . .	5,6	41	63	460	—
Kohlenoxyd	12,5	75	145	(860)	650 (460)
Leuchtgas (Steinkohlengas) . .	5	36	je nach Zusammensetzung		600
Methan (Sumpfgas)	5	15	33	100	650 (750)
Methylalkohol (Methanol) . . .	5,5	36,5	73	485	500 (400)
Methylchlorid (Chlormethyl) . .	8	19	168	398	—
Schwefelkohlenstoff	0,8	52,6	25	1660	120
Schwefelwasserstoff	4	46	56	648	360 (290)

Zahlentafel XI. *Fertigungsklimatische Grenzwerte im Sommer und Winter.*

Betriebsart	Temperatur in °C		Relative Luft- feuchtigkeit in %
	Sommer	Winter	
Elektrotechnik:			
Radiogeräte	22	20	60
Spulen und Transformatorenbau	22	20	65
Färbereien und Großwäschereien	22—24	20—22	65—75
Feinmechanische und Meßgeräte	20	20	50
Filme und photographische Erzeugnisse:			
Entwicklung und Fixierung	23	22	60—65
Kopierräume	22	20	50—55
Trockenräume	25	24	50
Gummifabriken	22—24	22	50—70
Keramische Betriebe	23—24	22	65—70
Konservenfabriken:			
Fabriksäle	24	22	65—75
Lager- und Versandräume	18—20	20	50
Papierfabriken, Druckereien:			
Schneiden, Binden, Leimen und Trocknen von Papier	15—23	15—20	60
Druckerei	15—23	15—20	60—70
Lagerräume	15—20	15—20	35—40
Pharmazeutische und kosmetische Betriebe:			
Fabriksäle	22	20	65
Lagerräume	18	16	50
Schokoladenfabriken:			
Für Sondererzeugnisse	23—25	22—24	35—40
Seifenfabriken:			
Fabriksäle	22—23	21—22	65—70
Lager- bzw. Kellerräume	16—19	15—18	60
Süßwaren, Keks usw.:			
Mehllager	23—27	21—24	60
Hefelager	—2—+5	—1—+3	60—75
Knet- und Teigherstellungsraum	25—27	23—25	55—70
Gärraum	25—27	24—26	76—80
Lager für Butter, Eier und Obst	0—2	0—3	75—80
Tabakwarenfabriken:			
Anfeuchteräume	24	22	92—93
Lagerräume	20	18	60—65
Lösereiräume	24	22	80
Textilbetriebe:			
Spinnereien	24	22	80—90
Webereien	23	21	75—85
Sulfidierräume (Toleranz ± 0,35°)	22	20	70

Zahlentafel XII. *Menschlicher, täglicher Wärme-(Kalorien)-Bedarf.*
(Amerikanische Werte 1948.)

Alter und Geschlecht	Gewicht kg	Größe cm	Kalorienbedarf
Kinder bis zu　　　　3 Jahren	bis 14	93	1200 (1100)*
,,　　,, ,,　　6　,,　.	bis 20	112	1600 (1500)
,,　　,, ,,　　9　,,　.	bis 27	128	2000 (1800)
Kinder von　10—12　,,　.	bis 35	142	2500 (2100)
Knaben von　13—15　,,　.	bis 50	160	3200 (2500)
Knaben von　16—20　,,　.	bis 64	165	3800 (2800)
Mädchen von 13—15　,,　.	bis 50	158	2600 (2200)
Mädchen von 16—20　,,　.	bis 55	160	2400 (2400)
Erwachsener Mann	67	170	2400
Derselbe bei körperlicher Bewegung . . .	—	—	3000
Derselbe bei körperlich schwerer Arbeit .	—	—	4500
Erwachsene Frau	56	160	2000
Dieselbe bei leichter Tätigkeit	—	—	2400
Dieselbe kräftig arbeitend	—	—	3000

* (Alte deutsche Werte.)